Geheime Künste
SHIATSU

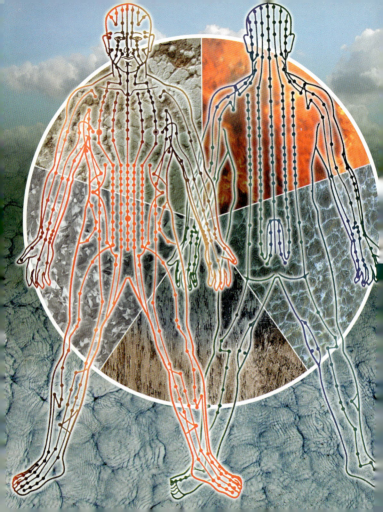

Geheime Künste

SHIATSU

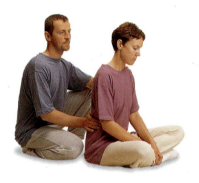

CATHY MEEUS
BERATER
PAUL LUNDBERG

EVERGREEN is an imprint of TASCHEN GmbH

Copyright © für diese Ausgabe:
2003 TASCHEN GmbH
Hohenzollernring 53, D-50672 Köln
www.taschen.com

Originalausgabe von
THE IVY PRESS LIMITED,
The Old Candlemakers, Lewes, East Sussex BN7 2NZ
Art director *Peter Bridgewater*
Redaktionsleitung *Sophie Collins*
Designer *Kevin Knight, Jane Lanaway*
Redaktion *Rowan Davies, Sara Harper*
Bildrecherche *Liz Eddison*
Fotografien *Guy Ryecart*
Bildbeschaffung *Kay MacMullan*
Illustrationen *Sarah Young, Anna Hunter-Downing, Coral Mula,
Rhian Nest-James, Andrew Milne, Catherine McIntyre, Ivan Hissey*
Dreidimensionale Modelle *Mark Jamieson*
Kalligraphie *Keiko Sakai*
Copyright © 2001 The Ivy Press Limited

Gesamtproduktion der deutschen Ausgabe:
akapit Verlagsservice Berlin – Saarbrücken (www.akapit.de)
Übersetzung aus dem Englischen: *Dagmar Mallett (akapit Verlagsservice)*
Lektorat: *Ina Friedrich (akapit Verlagsservice)*

Alle Rechte vorbehalten:
Kein Teil dieses Werks darf ohne schriftliche Einwilligung des Verlages
in irgendeiner Form (Fotokopie, Mikrofilm oder ein anderes Verfahren)
reproduziert oder unter Verwendung elektronischer Systeme
verarbeitet, vervielfältigt oder verbreitet werden.

Printed in China

ISBN 3-8228-2492-5

Die Ratschläge und Empfehlungen in diesem Buch
wurden von Autoren und Verlag nach bestem
Wissen und Gewissen erarbeitet und sorgfältig geprüft.
Dennoch kann eine Garantie oder
Haftung nicht übernommen werden.

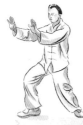
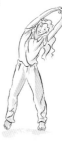

INHALT

Über dieses Buch	**6**
Einführung	8
Die Prinzipien von Shiatsu	**10**
Vorbereitung auf Shiatsu	**34**
Geistige Vorbereitung	36
Körperliche Fitness und Makko-Ho	40
Do-in-Übungen	58
Die Grundtechnik von Shiatsu	**66**
Behandlungsmethoden	**98**
Bauchlage	100
Rückenlage	124
Seitenlage	140
Sitzende Position	160
Heilung durch Shiatsu	**174**
Glossar	216
Weitere Titel in dieser Reihe	218
Register	220
Danksagung	224

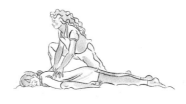

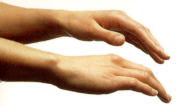

Fingerdruck
„Shi" ist das japanische Wort für Finger und „atsu" heißt Druck. „Shiatsu" bedeutet also wörtlich „Fingerdruck".

ÜBER DIESES BUCH
Um die Anwendung dieses Buches einfach zu gestalten, wurde es in Abschnitte eingeteilt, die Ihnen entweder Informationen oder praktische Anleitungen liefern. Nach einer kurzen Einführung über die Behandlungsmethoden des Shiatsu folgen schrittweise Anleitungen, die mit Farbfotos veranschaulicht werden. Das Buch macht Sie mit den Grundsätzen vertraut, auf denen diese alte Therapie aufbaut, und hilft Ihnen sich darauf vorzubereiten. Das Herzstück des Buches konzentriert sich auf eine grundlegende Arbeitsweise für das Geben von Shiatsu, bevor der letzte Teil sich mit der Selbstbehandlung häufiger Krankheiten beschäftigt.

Achtung!
Shiatsu ist kein Ersatz für eine ärztliche Behandlung. Wenn Sie auch nur den geringsten Zweifel hegen, ob Shiatsu für Ihre aktuelle Verfassung das Richtige ist, holen Sie bitte den Rat Ihres Arztes ein, bevor Sie mit den Übungen beginnen oder sich Shiatsu geben lassen. Beachten Sie immer die Warnungen, besonders wenn Sie schwanger sind, hohen Blutdruck haben oder an Epilepsie leiden.

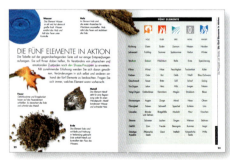

Hintergrundwissen
Der erste Teil des Buches beschäftigt sich mit den Prinzipien und der Philosophie des Shiatsu.

Über dieses Buch

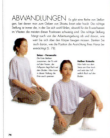
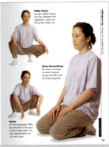

Praktisch
Auf praktischen farbigen Doppelseiten finden Sie die Haltungen und schrittweisen Anleitungen für jede Shiatsuanwendung.

Ausführlich
Jede farbige Doppelseite wird durch ausführliche Informationen über den jeweiligen Aspekt des Shiatsu ergänzt.

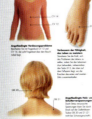

Selbsthilfe
Der letzte Teil des Buches geht auf die Symptome häufiger Krankheiten ein und auf die mögliche Behandlung durch Shiatsu.

Ursprung: Vom gelben Kaiser zu Masunaga

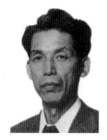

Shizuto Masunaga
Dieses Buch stützt sich im Wesentlichen auf den führenden Vertreter des Zen-Shiatsu

Shiatsu, wörtlich „Fingerdruck", ist eine moderne manuelle Ganzkörpertherapie, die aus der Jahrtausende alten östlichen Heilungstradition stammt. *Des Gelben Kaisers Lehrbuch der inneren Medizin* von etwa 100 v.Chr. gilt als die erste Veröffentlichung über die Grundlagen der chinesischen Medizin. Bereits darin werden Körperpunkte durch Nadeln, Massage oder Hitze stimuliert.

Theorie

Die Tradition der chinesischen Medizin hatte bereits im 6. Jhd. in Japan Fuß gefasst, wo *anma*, die japanische Form von *anmo* (Akupunktur und Massage), praktiziert wurde. Diese Heilmethode verlor jedoch an Bedeutung, bis im frühen 20. Jhd. die Pionierarbeit von Tamai Tempaku diese traditionelle japanische Ganzkörperbehandlung wieder populär machte. Sein Buch *Shiatsu Ho* (1919) inspirierte die Ärzte Tokujiro Namikoshi, Katsusuke Serizawa und Shizuto Masunaga, von denen jeder als einflussreicher Shiatsulehrer eigene praktische und theoretische Schulen gründete.

Zen-Shiatsu

1977 beschrieb Masunaga in *Zen Shiatsu* die Form von Shiatsu, auf die sich dieses Buch vorrangig stützt. Mit verschiedenen Techniken wird der Energiefluss im Körper behandelt. Auf der Grundlage der chinesischen

Medizin vereinen sich das Wissen um *Yin* und *Yang* sowie das um die Meridiane (Kanäle der Lebensenergie).

Die Fünf Elemente

Das alte Wissen um die Bedeutung der fünf Elemente (S. 16–19 und 20–23) hilft, diese Methoden zur Verbesserung der Gesundheit und Bekämpfung von Krankheiten verständlicher zu machen.

Shiatsu findet wegen seines ganzheitlichen Zugangs zur Medizin, bei dem der Mensch im Mittelpunkt steht, auch bei uns immer mehr Anerkennung.

Shiatsu und Akupressur

Zur Anwendung von Shiatsu gehören viele verschiedene Techniken, die alle die Energiesysteme des Körpers beeinflussen. Akupressur, die Ausübung des Fingerdrucks auf bestimmte Punkte des Körpers, ist eine davon. Die Arbeit mit den in der Akupunktur *Tsubos* genannten Punkten kann man auch als „Akupunktur ohne Nadeln" bezeichnen. Einige Shiatsu-Therapeuten legen großen Wert auf die Akupressur, andere verlassen sich mehr auf andere Druckarten, Dehnungen oder Griffe.

DIE PRINZIPIEN VON SHIATSU

Das heutige Shiatsu ist eine ganzheitliche Therapie, die fest in der Traditionellen Chinesischen Medizin (TCM) verwurzelt ist und die von dem Wissen ausgeht, dass die als Ki oder Qi bekannte Lebensenergie durch Meridiane genannte Kanäle oder Wege des Körpers fließt. Indem man auf bestimmte Punkte an diesen Linien Druck ausübt, kann man Blockaden des Energieflusses aufheben und dadurch für ein gesundes Funktionieren einzelner Körpersysteme sowie des ganzen Körpers sorgen. Mit dieser Therapie wird hauptsächlich der gesunde Körper zur Vorbeugung von Krankheiten behandelt. Sie kann aber auch bei bestimmten Gesundheitsproblemen angewendet werden, indem man bestimmte Punkte oder Bereiche behandelt.

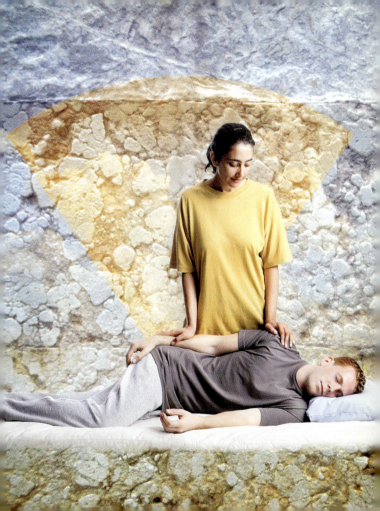

Die Vorstellung von Energie

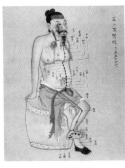

Alte Weisheit
Schon in alten chinesischen Schriften findet man Hinweise auf Energiewege, auch Meridiane oder Kanäle genannt, mit denen beim Shiatsu gearbeitet wird.

Nach der uralten chinesischen Philosophie besteht alle Materie aus Energie. Die Chinesen nennen sie Qi oder Chi, die Japaner Ki (gesprochen „chi"). Es ist die Lebenskraft oder Lebensenergie, die überall im Universum vorhanden ist, und dies sowohl in physischer als auch in nicht-materieller, also feinstofflicher Form. Ki manifestiert sich in vielen verschiedenen Qualitäten und Aspekten im Spannungsfeld von Yin und Yang (S. 16–19) und im System der fünf Elemente (S. 20–23). In der indischen Tradition von Ayurveda mit einer ähnlichen Auffassung von Energie wird sie *Prana* oder Atem genannt. In der modernen Schulmedizin gibt es diese Vorstellung von Lebensenergie nicht, aber die dem Shiatsu zugrunde liegende Philosophie kommt der Theorie der subatomaren Physik sehr nahe.

Lebenskraft

In der Traditionellen Chinesischen Medizin (TCM) gibt es im Körper drei Arten von Ki: das ursprüngliche Ki, das wir als Erbanlage mitbringen und das in seiner Größe unabänderlich ist; das Korn- oder Nahrungs-Ki sowie das Luft-Ki, das wir durch die Luft aufnehmen. In der TCM ist Blut eine Form von Ki, die das Körpergewebe ernährt.

Für unsere Gesundheit ist es wichtig, dass das Ki genau wie das Blut ungehindert durch den Körper fließt. Es nährt, kräftigt und belebt ihn. Fehlt Ki oder ist sein Fluss blockiert, wird die

Funktion der betroffenen Organe nachteilig beeinflusst. Der Energiefluss stagniert, es entstehen Giftstoffe und Krankheitssymptome.

Lebenswichtige Organe

In der TCM spielen die Organe eine andere Rolle als in der Schulmedizin. Die wichtigsten sind Lungen, Dickdarm, Magen, Milz, Herz, Dünndarm, Blase, Nieren, Herzbeutel (Perikard), Gallenblase und Leber. Sie haben in der TCM weitergehendere Aufgaben als die rein physiologischen Funktionen, die in der Schulmedizin gesehen werden. Ein weiteres Organ hat keine physische Form oder anatomische Parallele: der dreifache Erwärmer. Von jedem Organ hängt eine Reihe physischer und emotionaler Zustände ab, die auf S. 40–55 behandelt werden.

Energieübertragung

Wie Ki vom Shiatsu-Geber auf den Empfänger auf einer anderen Ebene übertragen werden kann, finden Sie auf den Seiten 96–97 unter „Shiatsu ohne Berührung".

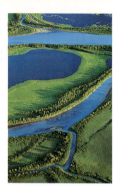

Energieströme
Die Meridiane, durch die das Ki fließt, haben zwar keine physische Form, doch ihr genauer Verlauf ist bekannt. Man kann sie mit Flüssen vergleichen, die über und durch den Körper fließen.

ENERGIEFLUSS

Ki fließt in Kanälen durch den Körper, die in einem verzweigten System die Organe miteinander verbinden. Die zwölf Hauptkanäle oder Hauptmeridiane verlaufen symmetrisch dicht unter der Oberfläche des Körpers. Sie sind nach dem Organ benannt, dem sie entspringen, und sind mit einer Shiatsu-Behandlung leicht zu beeinflussen. Andere Bahnen tragen das Ki tiefer in den Körper hinein. Von diesen außerordentlichen Meridianen sind nur zwei, das Empfängnisgefäß und das Gouverneursgerfäß, für Shiatsu zugänglich.

Meridiane
Das Diagramm zeigt in etwa den Verlauf der 14 Kanäle, mit denen sich dieses Buch beschäftigt, und ihre üblichen Abkürzungen. Ausführlichere Diagramme der Meridiane finden Sie zusammen mit den Arbeitsanleitungen für bestimmte Bereiche.

Legende der Meridiane

- Lungenmeridian (LU)
- Dickdarmmeridian (LI)
- Magenmeridian (ST)
- Milzmeridian (SP)
- Herzmeridian (HT)
- Herzkonstriktormeridian (Pericardium) (HP)
- Dreifacher Erwärmer (TH)
- Gouverneursgefäß (GV)
- Empfängnisgefäß (CV)
- Blasenmeridian (BI)
- Lebermeridian (LV)
- Nierenmeridian (KI)
- Gallenmeridian (GB)
- Dünndarmmeridian (SI)

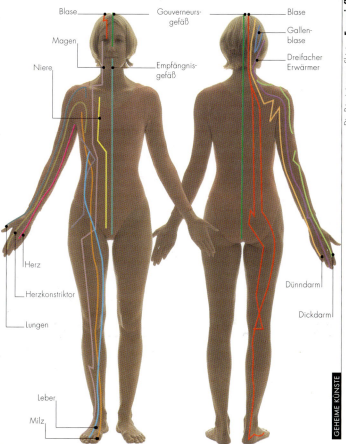

Das Prinzip von Yin und Yang

Keime der Veränderung
Das Taiji-Symbol für Yin und Yang – zwei sich umkreisende Fische – zeigt, dass Yin immer auch im Yang enthalten ist und umgekehrt.

Das Prinzip von Yin und Yang, Grundlage der japanischen und chinesischen Wissenschaft und Philosophie, wurde erstmals im *I Ging*, dem *Buch der Veränderung* (ca. 800 v. Chr.) dokumentiert. Demnach hat die Lebensenergie Ki, die Essenz des Universums, zwei gegensätzliche Eigenschaften – Yin und Yang. Beide sind in unterschiedlichen Verhältnissen in allen Dingen enthalten.

Yin/Yang-Symbol

Das Prinzip wird im Yin-Yang-Symbol, dem *Taiji*, deutlich. Im Yang liegt ein Samenkorn des Yin und umgekehrt. Etwas kann also überwiegend Yin sein, aber dieser Zustand ist nicht unveränderlich. Die Yin-Substanz Wasser kann z. B. zu Dampf werden, der Yang ist. Das Wissen um diese mögliche Umwandlung von Yin in Yang und von Yang in Yin spielt eine wichtige Rolle.

Yin-Yang-Körper

In der TCM sind die Teile des menschlichen Körpers und die Organe überwiegend Yin oder Yang. Die Vorderseite des Körpers ist mehr Yin, die Rückseite mehr Yang. Die von der Erde nach oben fließenden Yin-Ströme liegen also vorne und die vom Himmel nach unten fließenden Yang-Meridiane auf der Rückseite der Glied-

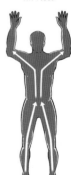

YIN-FLUSS

maßen und auf dem Rücken selbst. Die Yin-Organe wie Milz und Leber sind eher fest und für die Speicherung und Verteilung von Energie und Blut zuständig. Die Yang-Organe wie Magen und Blase sind hohl und für die Verdauung und Ausscheidung verantwortlich (siehe S. 19).

Ein gestörtes Gleichgewicht und Disharmonie zwischen Yin und Yang sind Ursache für viele Symptome von und Anfälligkeiten für Krankheiten. Shiatsu fördert das Wohlergehen, indem es den Ki-Fluss in den Meridianen zu den Organen beeinflusst und für Harmonie zwischen Yin und Yang sorgt.

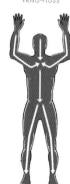

YANG-FLUSS

Energiefluss
Der Yang-Energiestrom fließt durch Kanäle, die vor allem auf der Körperrückseite liegen. Der Yin-Energiestrom fließt durch Kanäle nach oben, die auf der Vorderseite liegen.

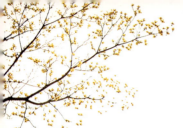

Übergangsphase
Es gibt nicht nur die einfache Aufteilung in Yin und Yang, sondern auch den Übergang von einem zum anderen Zustand. Der Herbst ist beispielsweise die Jahreszeit, in der der Sommer in den Winter übergeht, in der also das Yin zunimmt.

YIN UND YANG

Die Yang-Energie gilt als aktive Energieform. Dazu gehören der Antrieb zur Umwandlung und die Bewegung. Die Yin-Energie ist passiv und stabilisierend. Zum Wohlbefinden sind beide Kräfte nötig. Auf dieses Verständnis stützt sich ein ganzes System von gegensätzlichen, sich aber dennoch ergänzenden Eigenschaften. Die nebenstehende Tabelle zeigt einige typische Beispiele solcher Gegensätze sowie die Zuordnung der Organe und einiger Lebensmittel zu Yin und Yang.

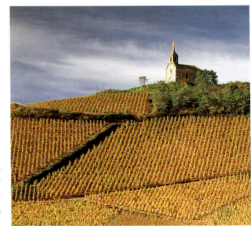

Sommer
Die Eigenschaften dieser Jahreszeit gehören überwiegend zum Yang: Tag, Hitze, Verdunstung und Trockenheit.

EIGENSCHAFTEN

Yang	Yin
Tag	Nacht
Heiß	Kalt
Sommer	Winter
Trocken	Nass
Verdunstend	Kondensierend
Aufsteigend	Absteigend
Aktiv	Ruhig
Außen	Innen
Himmel	Erde
Männlich	Weiblich
Unstofflich	Stofflich

ROTES FLEISCH

CHINAKOHL

ORGANE

Yang	Yin
Dickdarm	Lungen
Magen	Milz
Dünndarm	Herz
Dreifacher Erwärmer	Herzbeutel
Gallenblase	Leber
Blase	Nieren

CHILI

SCHALENTIERE

LEBENSMITTEL

Yang	Yin
Rotes Fleisch	Salat
Knoblauch	Bananen
Pfirsiche	Schalentiere
Kaffee	Bier
Chili	Tomaten
Wurzelgemüse	Äpfel

KNOBLAUCH

BANANEN

Neutrale Lebensmittel:
Reis, Nüsse, Blattgemüse, Weizen, Hafer, Milch, Eier, Bohnen, Erbsen

Die Prinzipien von Shiatsu **Yin und Yang**

GEHEIME KÜNSTE

19

Die fünf Elemente

Parallel zum Yin-Yang-Prinzip entstand die Theorie der fünf Elemente. Sie erklärt, wie sich Ki in der physischen Welt manifestiert. Dies findet in fünf Phasen statt, die als Holz, Feuer, Erde, Metall und Wasser bezeichnet werden. Diese Theorie zeigt, wie sich Energie von einem Zustand in einen anderen umwandelt.

Jedem Element werden verschiedene Eigenschaften (Entsprechungen) zugeschrieben und es beherrscht bestimmte Teile des Körpers sowie einige Emotionen. In jedem gibt es sowohl Yin- als auch Yang-Qualitäten. Die wichtigsten Entsprechungen finden Sie auf S. 23.

Shiatsu-Praktizierenden hilft die Fünf-Elemente-Theorie bei der Diagnose von Gesundheitsstörungen und bei der Entscheidung, welche Meridiane zu behandeln sind. Wie dieses Wissen bei bestimmten Krankheiten angewendet wird, finden Sie auf S. 174–215.

Holz

wird mit dem aufsteigenden Yang (Einleitung einer Handlung) in Verbindung gebracht. Dazu gehören Wachstum und Aufwärtsbewegung. Wenn Holz überwiegt, ist der Mensch anspruchsvoll und systematisch, neigt aber zu Zorn.

Feuer

stellt die Spitze der Yang-Energie dar. Es verkörpert emotionale Wärme, Freude, Überempfindlichkeit und Unruhe.

Erde

steht für das zunehmende Yin, also Reife und Nahrung. Wenn dieses Element

Fünf Wandlungsphasen
Die fünf Elemente Erde, Wasser, Feuer, Holz und Metall symbolisieren verschiedene Energiequalitäten und die Beziehung zwischen diesen Eigenschaften.

HOLZ

FEUER

ERDE

überwiegt, kann der Mensch sich konzentrieren und zuhören, neigt aber auch dazu, sich zu sorgen und sich den Kopf zu zerbrechen.

Metall

ist überwiegend Yin. Es steht für Grenzen oder einen Wendepunkt. Ein solcher Mensch ist ein Individualist und kommunikationsfähig, kann aber auch reserviert und zurückgezogen sein und schnell in die Verteidigung gehen.

Wasser

besteht zum größten Teil aus Yin. Es sinkt in die tiefsten Tiefen, speichert Kraft und besitzt Wachstumspotenzial. Es fließt kraftvoll und bringt Willensstärke und Unabhängigkeit mit sich. Zum ihm gehört aber auch die Angst.

METALL   WASSER

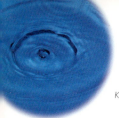

Wasser
Das Element Wasser ist still und hat dennoch große Kraft. Wasser ernährt das Holz und hält das Feuer unter Kontrolle.

Holz
Im Element Holz sind die ersten Anzeichen für Wachstum anzutreffen. Holz nährt das Feuer und stabilisiert die Erde.

DIE FÜNF ELEMENTE IN AKTION

Die Tabelle auf der gegenüberliegenden Seite soll nur einige Entsprechungen aufzeigen. Sie soll Ihnen dabei helfen, Ihr Verständnis von physischen und emotionalen Zuständen nach den Shiatsu-Prinzipien zu erweitern. Mit zunehmender Erfahrung werden Sie sich daran gewöhnen, Veränderungen in sich selbst und anderen anhand der fünf Elemente zu beobachten. Fragen Sie sich immer, welches Element wann vorherrscht.

Metall
Das Element Metall steht für eine Begrenzung oder für einen Wendepunkt. Metall kondensiert Wasser und schneidet Holz.

Feuer
Gefühlswärme und Erregbarkeit lassen auf das Feuerelement schließen. Es bereichert die Erde und schmilzt das Metall.

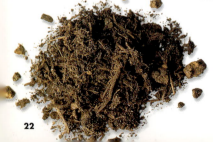

Erde
Das Element Erde wird mit Reife und Nahrung in Verbindung gebracht. Erde enthält Metall und kontrolliert den Fluss des Wassers.

FÜNF ELEMENTE

	HOLZ	FEUER	ERDE	METALL	WASSER
Richtung	Osten	Süden	Zentrum	Westen	Norden
Jahreszeit	Frühling	Sommer	Spätsommer	Herbst	Winter
Stadium	Geburt	Wachstum	Reife	Ernte	Speicherung
Klima	Wind	Hitze	Feuchtigkeit	Trockenheit	Kälte
Farben	Grün	Rot	Gelb	Weiß	Blau/Schwarz
Geschmack	Sauer	Bitter	Süß	Scharf	Salzig
Yin-Organ	Leber	Herz	Milz	Lungen	Nieren
Yang-Organ	Gallenblase	Dünndarm	Magen	Dickdarm	Blase
Sinnesorgan	Augen	Zunge	Mund	Nase	Ohren
Flüssigkeit	Tränen	Schweiß	Speichel	Schleim	Urin
Gewebe	Bänder und Sehnen	Blutgefäße	Muskeln	Haut	Knochen
Stimme	Schreien	Lachen	Singen	Weinen	Stöhnen
Gefühl	Zorn	Freude	Besorgnis	Kummer	Angst
Geistige Aspekte	Ätherische Seele	Geist	Intellekt	Körperliche Seele	Wille

Auf den Ki-Fluss einwirken

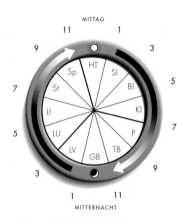

Die chinesische Uhr
Ki fließt nicht den ganzen Tag über ständig durch alle Körperteile, sondern soll in den einzelnen Meridianen und Organen zu verschiedenen Zeiten Höchstmengen liefern.

Shiatsu zielt darauf ab, den Energiefluss in den Meridianen, die man leicht von außen erreichen kann, zu harmonisieren. Zu Anfang erreicht man das durch Druck auf bestimmte Körperstellen und indem man durch eine Reihe von Dehnungen und Drehungen die Kanäle öffnet. Je mehr Erfahrung Sie haben, desto besser werden Sie die feinen Energieschwankungen in Ihrem eigenen Körper und in der Person spüren können, der Sie Shiatsu geben. Sie werden auch ein tieferes Gespür dafür bekommen, wie beim Shiatsu Heilungsenergie vom Geber zum Empfänger fließt.

Öffnen der Kanäle

Die Energiekanäle oder Meridiane des Körpers werden durch den Zustand der Muskeln und anderer sie umgebender Gewebe beeinflusst. Angespannte Muskulatur oder steife Gelenke können den freien Energiefluss blockieren. Die vorbereitenden Makko-Ho-Übungen wirken dem entgegen. Diese elementaren Dehn- und Drehübungen des Shiatsu öffnen die Meridiane.

Wirkung von Druck

Man kann das Ki als eine Kraft visualisieren, die durch die Meridiane fließt wie das Wasser in einem Fluss. An den Ufern dieses Stroms entlang liegen Orte, bei denen der sanfte Fluss gebremst oder unterbrochen wird. Durch

Druck auf diese Schwachstellen oder Störungen kann Shiatsu den Ki-Fluss beeinflussen. Man kann diesen Druck mit den Daumen, Handflächen, Fingern, Ellbogen, Knien und Füßen ausüben. Dieses Buch beschränkt sich auf der Einsatz der Hände und Arme, weil man damit die Stärke des Drucks am besten kontrollieren kann.

Zeit

Der Ki-Fluss ist in den verschiedenen Meridianen und Organen zu unterschiedlichen Zeiten am stärksten. Einige Shiatsu-Praktiker glauben, dass zu genau diesen Zeiten den größten Nutzen erzielen kann. Das ist aber nicht immer machbar. Erfahrene Praktiker beachten jedoch die Tageszeit, zu der die Symptome auftreten, um die richtige Diagnose zu stellen.

Makko-Ho-Übungen

Die vorbereitenden Makko-Ho-Übungen verbessern den freien Energiefluss und nützen sowohl dem Geber als auch dem Empfänger. Auf S. 40–55 werden sie näher beschrieben.

WAS SIND TSUBOS?

Tsubos oder Druckpunkte sind Meridianpunkte, bei denen man tief in den Körper einsinken und dadurch das energetische System eines Menschen gut erreichen kann. Viele Tsubos sind identisch mit den Akkupunkturpunkten. Sie tragen den Namen des Meridians und die Zahl des Abschnitts, auf dem sie liegen. LI 4 ist z. B. der vierte Tsubo auf dem Dickdarmmeridian. Nur wenige Tsubos stehen nicht in Beziehung zu einem bestimmten Meridian.

Einen Tsubo ausfindig machen

Ein Tsubo ist ein Punkt, an dem man Zugriff auf den Ki-Fluss hat. Druck auf diesen Punkt kann die Eigenschaften des Energieflusses innerhalb des Meridians ändern.

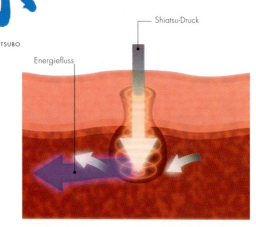

TSUBO

Energiefluss

Shiatsu-Druck

Wie sich ein Tsubo anfühlt

Tsubos sind zwar nicht sichtbar, doch kann man sie sich wie eine Tasche oder einen Hohlraum unter der Haut vorstellen. Wenn der Druck auf diese Stelle dem Empfänger gut tut, kann man sicher sein, den Tsubo gefunden zu haben.

Einige Tsubos sind ziemlich offen und verhältnismäßig groß, andere sind sehr viel kleiner. Wenn ein Tsubo durch physische Spannung blockiert ist, kann die Stelle empfindlich sein und schmerzen. Auf einen blockierten Tsubo sollte man besser keinen Druck ausüben.

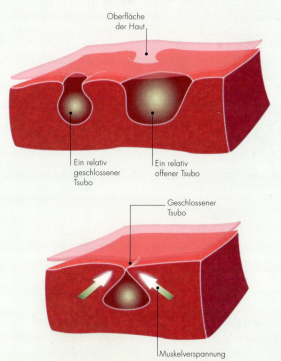

Der Energiebedarf und seine Deckung

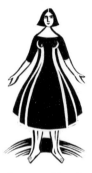

Der ganze Mensch
Shiatsu ist ein ganzheitlicher Heilungsansatz, bei dem der ganze Mensch und nicht nur die Krankheit behandelt wird.

Shiatsu geht davon aus, dass der Körper sich ständig um einen ausgeglichenen Energiehaushalt bemüht. Unausgeglichenheit entsteht durch Blockaden des Ki-Flusses im Körper selbst oder durch Einflüsse von außen, z. B. Temperaturschwankungen.

Energiemangel in einem Meridian oder Tsubo nennt man *Kyo*. Dieser Energiebedarf verursacht eine Reaktion, bei der durch Überaktivität versucht wird, den Mangel in dem betroffenen oder mitbetroffenen Meridian zu beheben. Man nennt diese Reaktion *Jitsu*.

Wirkung und Gegenwirkung

Ein Kyo-Zustand kann Symptome hervorrufen, die aus der Jitsu-Reaktion resultieren. Wir kennen alle diese Mechanismen. Nahrungsmangel z. B. führt zu Hunger – einem Kyo-Zustand –, der zu einer erhöhten Aktivität der Nahrungssuche führt – einer Jitsu-Reaktion. Bei dieser Anstrengung können andere Aufgaben leicht vernachlässigt werden, was wiederum dem entgegen wirkende Konsequenzen hat. Wenn der Nahrungsbedarf gedeckt ist, kann die Anstrengung in andere Aktivitäten fließen und wird wieder normal.

Wiederherstellung des Gleichgewichts

In den Meridianen gibt es in verschiedenen Körperzonen zu jeder Zeit die

Energiequalitäten Kyo und Jitsu. Manchmal kann der Körper das Gleichgewicht selbst wiederherstellen, manchmal aber braucht er dazu Hilfe von außen. Da Kyo ein Zustand relativer Leere und Passivität ist, können dabei kaum andere als die durch Jitsu verursachten Symptome hervorgerufen werden. Dies sind häufig Spannungen oder Schmerzen im betroffenen Tsubo, das sich für den Shiatsu-Geber „geschlossen" anfühlt und nicht gedrückt werden sollte. Man sollte stattdessen eher durch sanften Druck das entsprechende Kyo-Tsubo zur Verstärkung des Ki-Flusses in diesem Bereich stimulieren – auch um den Bedarf zu decken, der durch die Jitsu-Reaktion die Symptome hervorgerufen hat. Die meisten einfachen Shiatsu-Behandlungen beschränken sich auf diese Stimulierung.

Behandlung mit zwei Händen

Der Energiefluss durch zwei Hände ist vor allem wirksam in Kyo- und Jitsu-Zonen, siehe S. 84–85.

KYO- UND JITSU-DISHARMONIE

Wenn ein erfahrener Praktiker Shiatsu gibt, lokalisiert er zuerst die Kyo- und Jitsu-Disharmonien und behebt sie so umfassend wie möglich. Es braucht normalerweise viel Zeit, das Können zur genauen Identifikation dieser Zonen zu entwickeln, aber auch eine gute Kommunikation zwischen dem Shiatsu-Geber und dem Empfänger, bei welcher der Geber vom Empfänger ständige Rückmeldungen über die Wirkung der Behandlung bekommt, kann zu wertvollen Erkenntnissen führen.

Tonisieren

Für die meisten Shiatsu-Techniken müssen die Zonen zunächst tonisiert werden. Das bedeutet eine Stärkung des Ki-Flusses in Zonen, die unzureichend mit Energie versorgt sind. Der Druck muss auf das entsprechende Tsubo sehr einfühlsam und ohne Kraftanstrengung ausgeübt werden. Diese Tonisierungstechniken finden Sie auf den S. 80–97.

Sedieren

Ein Jitsu-Tsubo reagiert oft auf beruhigende Berührungen. Am besten legen Sie dazu sanft Ihre Handfläche auf diese Zone. Sie können sich dabei ganz ruhig verhalten oder leichte, streichende Bewegungen machen. Sedieren ist besonders dann wirkungsvoll, wenn die entsprechende Kyo-Zone gleichzeitig durch Druck tonisiert wird.

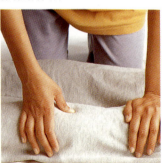
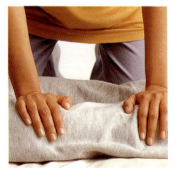

Verteilung

Jitsu-Zonen werden zwar normalerweise nicht durch Druck tonisiert, doch kann in manchen Fällen ein kurzzeitig ausgeübter Druck auf ein Tsubo im Jitsu-Zustand dafür sorgen, dass ein Überschuss an Energie verteilt wird. Diese Technik kann beim plötzlichen Ausbruch einer Krankheit sehr hilfreich sein. Um dauerhafte Ergebnisse zu erzielen, müssen allerdings zusätzlich die Kyo-Zonen tonisiert werden.

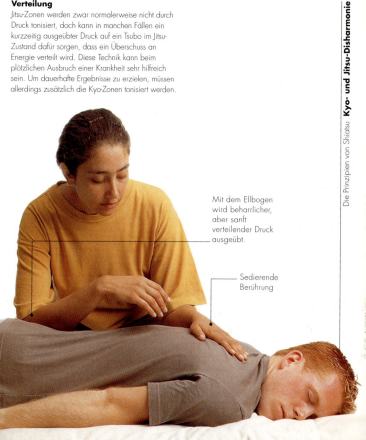

Mit dem Ellbogen wird beharrlicher, aber sanft verteilender Druck ausgeübt.

Sedierende Berührung

Die Prinzipien von Shiatsu **Kyo- und Jitsu-Disharmonie**

Shiatsu und die Schulmedizin

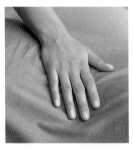

Die Kraft der Berührung
Alle Kulturen kennen die beruhigende und heilende Wirkung von Berührungen bei Schmerzen.

Viele der Konzepte, auf denen Shiatsu aufbaut, scheinen auf den ersten Blick mit der Schulmedizin, in der man die Energiesysteme nicht kennt, unvereinbar zu sein. Dennoch weiß man auch dort um die Wirksamkeit menschlicher Berührung. Wir alle kennen die Heilkraft von Berührungen — wir „streicheln Verletzungen fort" und wissen, wie tröstend es sein kann, wenn jemand uns bei Schmerz oder Kummer in den Arm nimmt. In der Hochtechnologie der Schulmedizin scheint jedoch kein Platz mehr für den therapeutischen Wert solch instinktiver Hilfen zu sein. Doch Forschungen der Schulmedizin entdecken immer mehr mögliche physiologische Mechanismen, welche die Wirkung von Therapien wie Shiatsu erklären.

Vegetatives Nervensystem

Das vegetative Nervensystem beherrscht u. a. auch die unwillkürlichen Funktionen des Körpers, wie die Atmung, die Verdauung und den Blutkreislauf. Es besteht aus dem Sympathikus und dem Parasympathikus, die gemeinsam die Funktionen der Organe steuern. Der Sympathikus lässt den Körper im Angesicht von Gefahr agieren und hält ihn in einem variablen Zustand der Erregung. Der Parasympathikus übt eine eher beruhigende und erneuernde Wirkung auf die Kraftquellen des Körpers aus.

Wirkung von Shiatsu

Shiatsu scheint den Parasymphatikus des vegetativen Nervensystems zu stimulieren und damit ein wirkungsvolles Gegengewicht für die stressbedingten Spannungen zu schaffen, auf die viele Krankheiten und ihre Symptome zurückzuführen sind. Die lokale Wirkung von Shiatsu bei schmerzhaften, verspannten Muskeln entspricht der Theorie von „Schmerzschranken" in der modernen Schulmedizin. Der Schmerz wird über die Nervenbahnen von der Quelle über das Rückenmark an das Gehirn gemeldet. Diese Signale können durch andere Signale – wie sie etwa bei Druck entstehen – daran gehindert werden, das Rückenmark zu erreichen und Schmerz zu verursachen.

Gelenkschmerzen

Die Shiatsu-Techniken bei steifen und schmerzhaften Gelenken finden Sie ausführlich auf S. 188–191 beschrieben.

VORBEREITUNG AUF SHIATSU

Fast jeder kann Shiatsu geben und empfangen. Dennoch müssen die Vorsichtsmaßnahmen eingehalten werden. Sie finden mehr dazu auf S. 101. Shiatsu ist eine Therapie, die sich auf die grundlegende menschliche Fähigkeit stützt, sich beim Geben und Empfangen physischer Kontakte miteinander wohl zu fühlen. ⤴ Man muss zwar viele Jahre lernen und üben, bis man mit den Shiatsu-Techniken die volle Wirkung erzielt, doch kann jeder die Grundlagen erlernen und mit guten Ergebnissen in der Familie und bei Freunden anwenden. Man muss nur physisch einigermaßen gesund und flexibel genug sein, um alle Körperzonen des Empfängers erreichen und ohne allzu große Anstrengung den Druck ausüben zu können. Wenn sie mit der nötigen Sorgfalt gegeben wird, tut die Shiatsubehandlung den meisten Menschen gut.

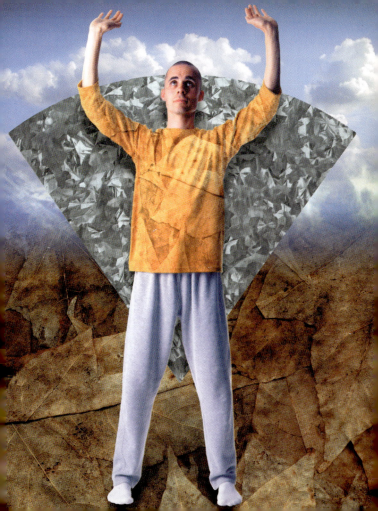

Geistige Vorbereitung

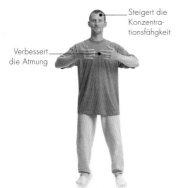

- Steigert die Konzentrationsfähigkeit
- Verbessert die Atmung

Erdungsübungen
Verbessern Sie die Qualität Ihres Shiatsu durch Qi-Gong-Übungen, eine Art von Meditation durch Bewegung.

Beim Shiatsu müssen Sie sich auf die Arbeit konzentrieren und dem Empfänger Ihre ungeteilte Aufmerksamkeit und Energie geben. Die Behandlung verliert an Wirkungskraft, wenn Sie mit den Gedanken woanders sind. Dann können Sie sich weniger auf die feinen Veränderungen in der Empfangsbereitschaft und Spannung im Körper des Empfängers einstimmen und den Druck weniger genau dosieren. Versuchen Sie, einen Gemütszustand zu erreichen, in dem beide Seiten verbal und nonverbal miteinander kommunizieren können.

Meditation

Den meisten hilft es, sich durch Meditation mental zu entspannen und ihre Konzentrationsfähigkeit zu steigern. Mit Meditationsübungen kann man zudem die Atmung unterstützen und sich auf das Geben von Shiatsu einstimmen.

Atmen

ist eine grundlegende Lebensfunktion. Je besser die Atmung ist, desto besser kann man sich konzentrieren und desto größer ist die physische Ausdauer. Als Geber von Shiatsu – das gilt auch für Anfänger – muss man seine mentale und physische Energie maximieren, um dem Empfänger den bestmöglichen Energiefluss zu geben. Sonst bleibt Ihre Behandlung wirkungslos. Gewöhnen Sie sich an, täglich die Atemübungen auf der folgenden Seite zu machen.

Achtsamkeit

Um Ihr Shiatsu ständig zu verbessern, üben Sie sich in Achtsamkeit. Achten Sie bei allem, was Sie gerade tun, auf jede Einzelheit – auch wenn es etwas so Prosaisches ist wie Gemüseputzen. Gewöhnen Sie sich an, nur auf das zu achten, was Ihre Hand gerade beschäftigt. Das kann die Faserung des Gemüses sein, seine Farbe und Form und welchen unterschiedlichen Druck Sie mit dem Messer beim Schälen oder beim Schneiden ausüben.

Wenn Sie Ihre Aufmerksamkeit derartig konzentrieren, schließen Sie alle Gedanken über die Zukunft oder Vergangenheit oder darüber, was anderswo passiert, aus. Sie verbessern dabei den Kontakt mit den Menschen und zu den Dingen um Sie herum. Beobachtungsfähigkeit und Einfühlungsvermögen sind wichtige Eigenschaften für einen Shiatsu-Praktiker. Wenn Sie den Kopf von unwichtigen Gedanken frei halten, erhöht das Ihre Sensibilität und Konzentration und macht Sie zu einem guten Shiatsu-Geber.

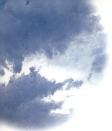

Konzentrieren
Meditationsübungen helfen bei der Konzentration und erleichtern die richtige Atemtechnik.

KONZENTRATIONSÜBUNGEN

Die wirkungsvollsten Meditationsübungen für Anfänger legen großen Wert auf bewusstes Atmen. Besonders wichtig ist das Atmen, wenn Sie Shiatsu praktizieren wollen, denn es hilft Ihnen, sich in Ihrem Hara zu zentrieren (Seite 68). Wenn möglich, meditieren Sie jeden Tag in einem ruhigen Zimmer zu einer Zeit, in der Sie nicht gestört werden können. Nehmen Sie eine Haltung ein, in der Sie sich entspannt und wohl fühlen und ohne Einengung atmen können.

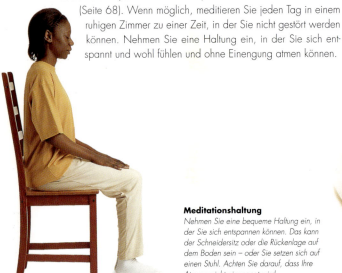

Meditationshaltung
Nehmen Sie eine bequeme Haltung ein, in der Sie sich entspannen können. Das kann der Schneidersitz oder die Rückenlage auf dem Boden sein – oder Sie setzen sich auf einen Stuhl. Achten Sie darauf, dass Ihre Atmung nicht eingeengt wird.

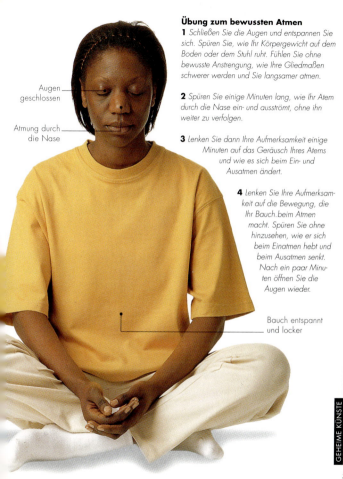

Augen geschlossen

Atmung durch die Nase

Bauch entspannt und locker

Übung zum bewussten Atmen

1 *Schließen Sie die Augen und entspannen Sie sich. Spüren Sie, wie Ihr Körpergewicht auf dem Boden oder dem Stuhl ruht. Fühlen Sie ohne bewusste Anstrengung, wie Ihre Gliedmaßen schwerer werden und Sie langsamer atmen.*

2 *Spüren Sie einige Minuten lang, wie Ihr Atem durch die Nase ein- und ausströmt, ohne ihn weiter zu verfolgen.*

3 *Lenken Sie dann Ihre Aufmerksamkeit einige Minuten auf das Geräusch Ihres Atems und wie es sich beim Ein- und Ausatmen ändert.*

4 *Lenken Sie Ihre Aufmerksamkeit auf die Bewegung, die Ihr Bauch beim Atmen macht. Spüren Sie ohne hinzusehen, wie er sich beim Einatmen hebt und beim Ausatmen senkt. Nach ein paar Minuten öffnen Sie die Augen wieder.*

Vorbereitung auf Shiatsu **Konzentrationsübungen**

GEHEIME KÜNSTE

Körperliche Fitness durch Makko-Ho

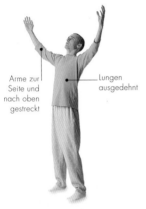

Arme zur Seite und nach oben gestreckt

Lungen ausgedehnt

Bevor Sie anfangen
Strecken Sie die Arme seitlich nach oben und atmen Sie tief ein. Beim Ausatmen entspannen Sie sich und senken die Arme.

Für Shiatsu brauchen Sie keine besonderen körperlichen Kräfte, sollten aber einigermaßen beweglich sein, um sich nicht übermäßig anstrengen zu müssen und um den Druck richtig dosieren zu können. Sonst riskieren Sie, dem Empfänger weh zu tun oder zu schaden.

Makko-Ho

Mit vielen, besonders aus Asien stammenden Übungsarten wie Yoga, Tai Chi Chuan und Qi Gong können Sie sich für Shiatsu körperlich fit machen. Masunaga, der Vater des modernen Shiatsu (siehe S. 8–9) empfiehlt dafür Makko-Ho, da diese Übungen nicht nur den Ki-Fluss im Körper verbessern, sondern auch für die Beweglichkeit der Gelenke sorgen. Diese einfachen, nicht anstrengenden Bewegungen sind eine ausgezeichnete tägliche Übung – sowohl für den Geber als auch für den Empfänger von Shiatsu. Wenn Sie den Menschen, die Sie behandeln, diese Übungen zeigen, können sie noch mehr von Ihren Shiatsu-Behandlungen profitieren.

Gleichbleibende Arbeitsweise

Die Makko-Ho-Übungen auf den folgenden Seiten sind nach den Meridianen zusammengestellt, auf die sie abzielen. Sie können sie täglich in der vorgeschlagenen Reihenfolge machen. Wenn Sie bei sich selbst in einem bestimmten Meridian oder Organ eine Ki-Disharmonie feststellen und Ihnen keiner Shiatsu geben kann, kann es helfen, den Kanal mit der passenden Makko-Ho-Übung zu öffnen. Dazu brauchen Sie keine besondere Ausrüstung. Tragen Sie nur bequeme Kleidung und machen Sie jede Übung ohne Anstrengung. Erzwingen Sie keine Bewegung, die Ihnen schwer fällt. Mit etwas Übung schaffen Sie jede der in diesem Buch abgebildeten Dehnungen.

Die erste Übung finden Sie auf der nächsten Seite. Sie ist für den Lungen- und den Dickdarmmeridian gedacht. Der Lungenmeridian beherrscht die Atmung und damit die lebenswichtige Energiequelle. Der Dickdarmmeridian ist für das Einatmen und für die Ausscheidung zuständig. Wenn in einem oder in beiden dieser Kanäle der Energiefluss unterbrochen ist, kann das an Stress oder an einem Leben im Sitzen liegen.

ÜBUNGEN

Der äußerlich zugängliche Lungenmeridian verläuft von einem Punkt direkt unter dem Schlüsselbein auf der Innenseite des Arms entlang bis zum Daumen. Der Dickdarmmeridian beginnt im Zeigefinger und verläuft über die Außenseite des Arms zur Schulter und dann den Hals hinauf bis zur Nase. Diese Übung erhöht den Energiefluss durch beide Kanäle. Sie sollten die Übung unter gar keinen Umständen versuchen, wenn Sie Rückenprobleme oder sehr niedrigen Blutdruck haben.

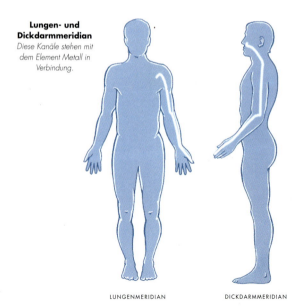

Lungen- und Dickdarmmeridian
Diese Kanäle stehen mit dem Element Metall in Verbindung.

LUNGENMERIDIAN

DICKDARMMERIDIAN

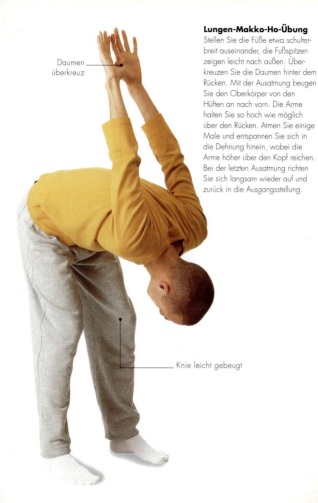

Lungen-Makko-Ho-Übung

Stellen Sie die Füße etwa schulterbreit auseinander, die Fußspitzen zeigen leicht nach außen. Überkreuzen Sie die Daumen hinter dem Rücken. Mit der Ausatmung beugen Sie den Oberkörper von den Hüften an nach vorn. Die Arme halten Sie so hoch wie möglich über den Rücken. Atmen Sie einige Male und entspannen Sie sich in die Dehnung hinein, wobei die Arme höher über den Kopf reichen. Bei der letzten Ausatmung richten Sie sich langsam wieder auf und zurück in die Ausgangsstellung.

Daumen überkreuz

Knie leicht gebeugt

Magen und Milz

Magen und Milz gehören zum Element Erde und haben die Aufgabe, der Nahrung die Stoffe zu entnehmen, welche die Energie (Ki) und das Blut vermehren. In der Lehre des Shiatsu ist das Blut die materialisierte Form des Ki und spielt eine lebenswichtige Rolle für das Wachstum und die Versorgung aller Systeme. Die Versorgungsaufgabe wird auch von der Schulmedizin gesehen. Diese Aufgabe macht es besonders bei jeder länger anhaltenden Krankheit so wichtig, dass der Energiefluss in den Meridianen von Magen und Milz verbessert wird. Sie liegen auf der Vorderseite des Körpers.

Magenmeridian

Dies ist ein Yang-Meridian und lenkt demzufolge den Energiefluss nach unten. Eine Störung des Ki-Flusses kann dazu führen, dass er unüblicherweise nach oben fließt und Symptome wie Kopfschmerzen, Erbrechen und Übelkeit verursacht. Der Magenmeridian beginnt in der Nähe der Nase und dehnt sich in den Mund und bis zum Haaransatz aus. Vom Kiefer

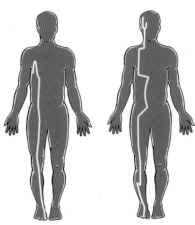

MILZMERIDIAN   MAGENMERIDIAN

Magen- und Milzmeridiane
Beide liegen auf der Vorderseite des Körpers und gehören zum Element Erde.

aus verläuft er den Hals entlang nach unten, weiter über das Schlüsselbein und die Brust hinunter bis in den Unterleib. In der Leistengegend läuft er außen auf der Vorderseite des Schenkels und des Beins enlang, um auf der Außenseite des zweiten Zehs zu enden.

Milzmeridian

Dieser Yin-Meridian trägt das aus der Nahrung gewonnene Ki nach oben in die Organe und Muskeln. Bei Disharmonie gehören Verdauungsprobleme, Appetitlosigkeit, Schwäche und Menstruationsprobleme zu den Symptomen. Der außen verlaufende Kanal beginnt auf der Innenseite des großen Zehs, geht weiter hinauf über die Innenseite des Fußes, der Wade und des Schenkels und in der Leiste in den Unterleib. Neben dem Nabel taucht er kurz auf und verschwindet wieder im Unterleib, wo er durch die Milz und den Magen geht. Dann kommt er wieder an die Oberfläche, verläuft über die Rippen zur Achselhöhle und fließt unter dem Schlüsselbein in den Lungenmeridian.

ÜBUNGEN
Diese Übungen unterstützen die Harmonisierung der Meridiane von Magen und Milz. Sie sind besonders hilfreich, wenn Sie, etwa in einem Studium, viel geistig arbeiten. Die Milz beherrscht den Intellekt und wird unter solchen Umständen leicht überbeansprucht, besonders wenn Sie zusätzlich noch unregelmäßig essen. Diese Kanäle zu öffnen kann helfen, Ihre Energie wieder zu harmonisieren und damit die Konzentrationsfähigkeit zu verbessern. Die Übungen helfen auch bei stressbedingten Verdauungsproblemen.

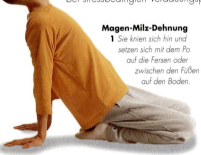

Magen-Milz-Dehnung
1 *Sie knien sich hin und setzen sich mit dem Po auf die Fersen oder zwischen den Füßen auf den Boden.*

2 *Lehnen Sie sich beim Ausatmen nach hinten und stützen Sie das Gewicht zunächst mit den Händen und dann mit den flach auf dem Boden liegenden Unterarmen ab. Atmen Sie ruhig weiter und entspannen Sie sich mit zurückliegendem Kopf und offener Brust. Wenn Sie gelenkig genug sind, lassen Sie sich weiter nach unten gleiten, bis Rücken und Schultern den Boden berühren. Strecken Sie die Arme über den Kopf und kommen Sie nach drei Atemzyklen langsam wieder in die Ausgangsposition zurück.*

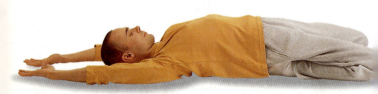

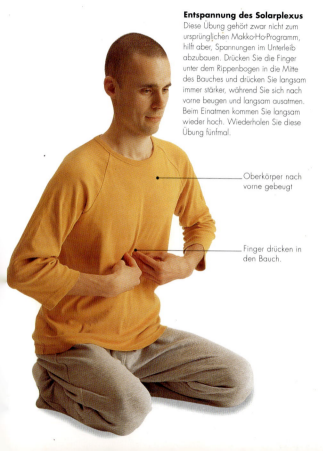

Entspannung des Solarplexus

Diese Übung gehört zwar nicht zum ursprünglichen Makko-Ho-Programm, hilft aber, Spannungen im Unterleib abzubauen. Drücken Sie die Finger unter dem Rippenbogen in die Mitte des Bauches und drücken Sie langsam immer stärker, während Sie sich nach vorne beugen und langsam ausatmen. Beim Einatmen kommen Sie langsam wieder hoch. Wiederholen Sie diese Übung fünfmal.

Oberkörper nach vorne gebeugt

Finger drücken in den Bauch.

Herz, Dünndarm, Blase und Nieren

Herz und Dünndarm sind mit dem Element Feuer, d. h. mit Wärme, Lachen, Freude und der Aufwärtsbewegung verbunden. Darum konzentrieren sich diese Übungen auf die Vorderseite des Körpers, während die für Blase und Nieren (Element Wasser) auf die Rückseite abzielen.

Organe, Meridiane und Elemente
Herz und Dünndarm sind Organe des Feuers, Blase und Nieren Organe des Wassers.

Herz
Disharmonie zeigt sich in geistiger Unruhe, Temperaturproblemen sowie starkem Schwitzen. Der außen liegende Meridian verläuft von der Achselhöhle innen am Arm entlang und über die Handfläche zum kleinen Finger.

Dünndarm
Verwirrtheit und Harnprobleme zeigen Störungen dieses Meridans an. Er läuft

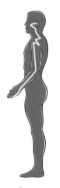

HERZ-
MERIDIAN

DÜNNDARM-
MERIDIAN

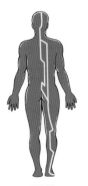

BLASEN-
MERIDIAN

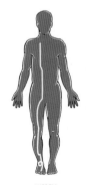

NIEREN-
MERIDIAN

die Hand und den Arm entlang zur Schulter. Ein Zweig geht weiter bis zum Ohr, während der Hauptzweig sich mit Herz, Magen und Dünndarm verbindet.

Blase

Sie arbeitet mit den Nieren zusammen und unterstützt andere Organe. Auch verbindet sie Gehirn und Nervensystem. Störungen zeigen sich oft durch Ruhelosigkeit und Nervosität. Zwischen den Augenbrauen beginnend verläuft der Meridian über den Kopf die Wirbelsäule und die Beine hinunter.

Nieren

Die Nieren sind die Grundlage für Wachstum und Kraft. Auch beherrschen sie Knochen und Haare. Schwächen zeigen sich in Harn- und Zeugungsproblemen, im unteren Rückenbereich oder in Müdigkeit. Der Meridian beginnt unter dem kleinen Zeh, läuft innen am Bein hoch in die Bauchhöhle und endet im Genitalbereich.

ÜBUNGEN

Die Makko-Ho-Übungen für Herz und Dünndarm und ihre jeweiligen Meridiane konzentrieren sich auf die Vorderseite des Körpers. Sie helfen, innerlich ruhig zu werden und sich besser zu konzentrieren. Die Meridiane von Blase und Nieren liegen hauptsächlich auf dem Rücken und der Rückseite der Beine. Die darauf abgestellten Übungen verbessern den Energiefluss, indem Rücken, Hüften und Beine sanft gedehnt werden.

Makko-Ho für Blase und Nieren

1 Setzen Sie sich aufrecht auf den Boden, die Beine nach vorne gestreckt, die Fußspitzen zeigen nach oben. Wenn das zu schwierig ist, hilft es, sich auf ein Kissen zu setzen. Lockern Sie die Knie und drehen Sie die Beine leicht nach außen. Das Gewicht ruht auf den Sitzbeinen des Beckens. Beim Einatmen strecken Sie die Arme nach oben. Die Handflächen zeigen nach außen.

2 Beim Ausatmen beugen Sie sich aus den Hüften mit geradem Rücken nach vorne und strecken Arme und Rücken aus, als wollten Sie mit den Händen die Knöchel berühren. Bleiben Sie ruhig atmend in dieser Stellung. Entspannen Sie Rücken, Nacken, Schultern und Gliedmaßen, bevor Sie beim letzten Ausatmen in die Ausgangsstellung zurückkehren.

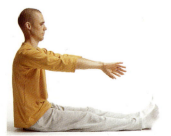
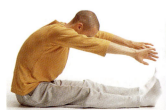

Aus der Hüfte kreisen

1 Diese Übung gehört zwar nicht zum Originalprogamm von Makko-Ho, aber sie regt wirkungsvoll den Ki-Fluss im Rücken an. Stellen Sie sich mit den Füßen auseinander aufrecht hin und stützen Sie die Hände in Taillenhöhe in den Rücken.

2 Die Hüften zeigen nach vorne, während Sie mit dem Oberkörper kreisen. Mit dem ersten Ausatmen beugen Sie i ihn zu einer Seite, dann nach vorn über ein Knie und weiter bis über das andere Knie. Mit dem Einatmen richten Sie sich wieder auf. Wiederholen Sie die Übung abwechselnd in beide Richtungen.

Vorwärtsbeugung

Makko-Ho für Herz und Dünndarm

1 Setzen Sie sich aufrecht auf den Boden. Die Fußsohlen berühren sich. Umfassen Sie die Füße mit beiden Händen und ziehen Sie sie so dicht an den Körper heran, wie es bequem möglich ist. Atmen Sie tief und nehmen Sie Ihre Herzgegend wahr.

2 Mit dem Ausatmen beugen Sie sich aus den Hüften langsam nach vorne, den Kopf in Richtung Füße, die Ellbogen vor die Beine. Entspannen Sie sich ruhig atmend in dieser Stellung und richten Sie Ihre Aufmerksamkeit auf die Körpermitte. Richten Sie sich mit dem letzten Einatmen zurück in die Ausgangsstellung auf.

Herzkreislauf, dreifacher Erwärmer, Gallenblase & Leber

Die dem Element Feuer zugeordneten Organe Herzbeutel (Perikard) und dreifacher Erwärmer schützen und unterstützen Herz und Nieren. Gallenblase und Leber (Element Holz) haben mit Planungs-, Organisations- und Entscheidungsfähigkeiten zu tun.

Organe, Meridiane und Elemente
Herzbeutel und dreifacher Erwärmer gehören zum Element Feuer; Leber und Gallenblase zum Element Holz.

Herzbeutel und dreifacher Erwärmer
Der Herzbeutel schützt vor Hitze, Infektionen und emotionalem Stress. Mit einer Harmonisierung können Fieber und Enge in der Brust behoben werden. Er beginnt im Perikard. Der dreifache Erwärmer harmonisiert die Zusammenarbeit des oberen, mittleren und unteren Teils des Körpers und leitet Energie von den Nieren zu den anderen Organen

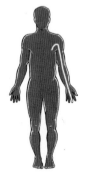

HERZKONSTRIKTOR-MERIDIAN

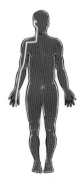

DREIFACHER-ERWÄRMER-MERIDIAN

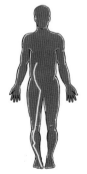

LEBERMERIDIAN

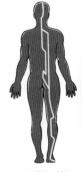

GALLENBLASEN-MERIDIAN

und zur Körperoberfläche. Der Meridian beginnt in der Hand. Der Hauptzweig endet an der Augenbraue.

Gallenblase und Leber

Eine Störung im Gallenblasenmeridian kann zu Magenverstimmungen, Kopfschmerzen, steifen Gelenken und zu Unschlüssigkeit führen. In ihm fließt das Ki vom Auge zur Schädelbasis, im Zickzack Brust und Bauch hinunter in den Beckenraum, taucht hinter der Hüfte wieder auf und fließt das Bein hinunter.

Die Leber speichert materialisiertes Ki (Blut) und führt es durch den Körper. Bei einer Disharmonie gehören Funktionsstörungen, Depressionen, Apathie und Schmerzen im ganzen Körper zu den Symptomen. Der Meridian beginnt unter dem Nagel des großen Zehs, läuft über den Fuß, die Innenseite der Wade und Schenkel hinauf in die Leistengegend, taucht neben dem Bauchraum auf und bleibt dann im Inneren. Er verbindet die Geschlechtsorgane mit allen anderen.

ÜBUNGEN

Die Makko-Ho-Übungen für diese Meridiane verbessern den Energiefluss, indem sie die Seiten des Körpers öffnen. Die erste Übung spiegelt symbolisch die schützende Rolle des Herzbeutels und des dreifachen Erwärmers wieder. Der Meridian des Herzbeutels ist eingeschlossen, während der des dreifachen Erwärmers geöffnet ist, um den Körper gegen Bedrohung von außen zu verteidigen. Die Meridiane der Gallenblase und der Leber können durch Seitendehnungen geöffnet werden. Auch Seitendrehungen unterstützen den Ki-Fluss durch die Meridiane.

Makko-Ho für den Herzkonstriktor und den dreifachen Erwärmer

1 *Sitzen Sie im Lotussitz, notfalls im Schneidersitz, und ziehen Sie den inneren Fuß so weit wie möglich zur Leiste. Kreuzen Sie die Arme und umfassen Sie mit den Händen jeweils das Knie gegenüber. Wenn das rechte Bein vorne ist, ist der rechte Arm über dem linken.*

2 *Beim Ausatmen beugen Sie sich langsam nach vorne, sodass die Ellbogen zwischen den Knien den Boden berühren. Lassen Sie den Kopf locker nach unten hängen. Atmen Sie ruhig. Mit dem letzten Ausatmen kommen Sie langsam in die Ausgangsstellung zurück. Wechseln Sie Arm- und Beinstellung (linkes Bein vorne, linker Arm über rechtem) und wiederholen Sie die Übung.*

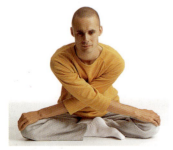
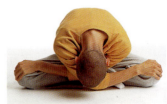

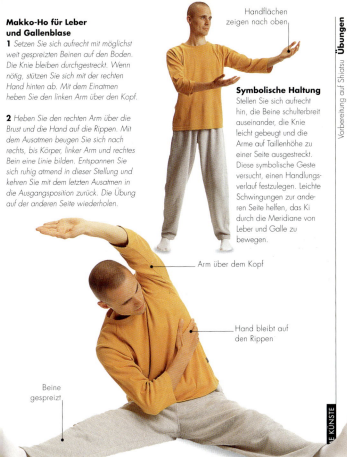

Makko-Ho für Leber und Gallenblase

1 *Setzen Sie sich aufrecht mit möglichst weit gespreizten Beinen auf den Boden. Die Knie bleiben durchgestreckt. Wenn nötig, stützen Sie sich mit der rechten Hand hinten ab. Mit dem Einatmen heben Sie den linken Arm über den Kopf.*

2 *Heben Sie den rechten Arm über die Brust und die Hand auf die Rippen. Mit dem Ausatmen beugen Sie sich nach rechts, bis Körper, linker Arm und rechtes Bein eine Linie bilden. Entspannen Sie sich ruhig atmend in dieser Stellung und kehren Sie mit dem letzten Ausatmen in die Ausgangsposition zurück. Die Übung auf der anderen Seite wiederholen.*

Handflächen zeigen nach oben

Symbolische Haltung

Stellen Sie sich aufrecht hin, die Beine schulterbreit auseinander, die Knie leicht gebeugt und die Arme auf Taillenhöhe zu einer Seite ausgestreckt. Diese symbolische Geste versucht, einen Handlungsverlauf festzulegen. Leichte Schwingungen zur anderen Seite helfen, das Ki durch die Meridiane von Leber und Galle zu bewegen.

Arm über dem Kopf

Hand bleibt auf den Rippen

Beine gespreizt

Besondere Hand- und Fußpflege

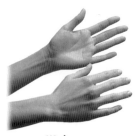

Werkzeuge
Die Hände sind Ihre wichtigsten Werkzeuge. Sie brauchen Pflege, damit sie ihre Sensibilität behalten.

Ihre Hände sind Ihre wichtigsten Werkzeuge beim Shiatsu. Mit Fingern, Daumen, Handflächen und Gelenken üben Sie Druck auf den Körper des Empfängers aus und die Qualität Ihrer Arbeit hängt sehr von ihnen ab.

Hände

Hände und Finger müssen stark und geschmeidig sein und die vom Körper des Empfängers ausgehenden Signale spüren können. Vermeiden Sie Spannungen. Diese blockieren den Ki-Fluss und verringern Ihr Gespür für die feinen Unterschiede in der Verfassung des Empfängers.

Füße

Auch die Füße spielen eine wichtige Rolle bei der Wirksamkeit Ihres Shiatsu, denn sie sorgen für Erdung. Wie bei den anderen Körperteilen wird auch hier der Ki-Fluss durch Muskelspannungen geschwächt. Also ist es wichtig, dass Sie für Entspannung und Geschmeidigkeit Ihrer Füße sorgen.

Allgemeine Pflege

Ihre Hände und Füße sollten sauber, manikürt und für den Empfänger ein angenehmer Anblick sein. Das gebietet die Höflichkeit. Schützen Sie Ihre Hände vor scharfen Reinigungsmitteln, die der Haut schaden. Benutzen Sie bei rauer Haut eine Handcreme. Halten Sie die Fingernägel kurz. Sie dürfen nicht über die Fingerkuppe hinauswachsen.

Sie könnten den Empfänger sonst bei Druck mit den Fingerspitzen verletzen.

Den Energiefluss verbessern

- Regen Sie den Energiefluss in Ihren Händen und Füßen an, indem Sie sie morgens in kaltes Wasser halten.
- Gehen Sie barfuß, wann immer es möglich ist, um Fußgelenke und Füße gesund zu erhalten.
- Schütteln Sie die Hände während des Tages regelmäßig aus, besonders wenn Sie lange geschrieben oder eine Tätigkeit ausgeübt haben, bei der sich Finger und Hände verspannen können.

Besondere Übungen

Das Übungssystem Do-in verbessert die Gelenkigkeit und Kraft der Hände und Füße. Achten Sie darauf, dass Sie die rechte und linke Seite gleichermaßen trainieren. Sie werden spüren, wie Hände, Finger, Füße und Zehen sofort besser durchblutet werden.

DO-IN-ÜBUNGEN

Machen Sie diese Übungen täglich, um Geschmeidigkeit, Kraft und eine bestmögliche Sensibilität Ihrer Hände und Füße zu erhalten. Die Tageszeit spielt dabei keine Rolle. Sie sollten jedoch darauf achten, dass Sie die linke Seite genauso sorgfältig behandeln wie die rechte. Auch wenn Sie nicht jeden Tag Shiatsu geben, werden Sie schnell feststellen, dass diese Übungen auch für alle anderen manuellen Tätigkeiten eine wahre Wohltat sind. Schütteln Sie immer zuerst Ihre Hände aus, um unbewusste Spannungen loszuwerden.

1 Kreisen Sie den großen Zeh um sein Gelenk herum, wobei Sie sanft ziehen. Wechseln Sie die Richtung und wiederholen Sie die Übung an beiden Füßen.

2 Ziehen Sie jeden Zeh zurück, bis Sie in der Fußsohle ein leichtes Ziehen spüren. Halten Sie den Zeh kurz in dieser Stellung und atmen Sie ruhig weiter.

3 Klopfen Sie mit einer locker zur Faust geballten Hand beide Fußsohlen ab und genießen Sie das kribbelnde Gefühl, wenn Sie damit aufhören.

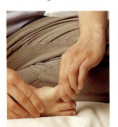
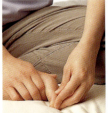
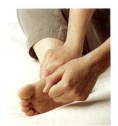

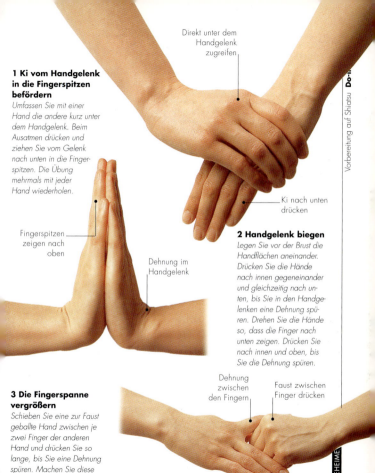

1 Ki vom Handgelenk in die Fingerspitzen befördern

Umfassen Sie mit einer Hand die andere kurz unter dem Handgelenk. Beim Ausatmen drücken und ziehen Sie vom Gelenk nach unten in die Fingerspitzen. Die Übung mehrmals mit jeder Hand wiederholen.

Direkt unter dem Handgelenk zugreifen

Ki nach unten drücken

Fingerspitzen zeigen nach oben

Dehnung im Handgelenk

2 Handgelenk biegen

Legen Sie vor der Brust die Handflächen aneinander. Drücken Sie die Hände nach innen gegeneinander und gleichzeitig nach unten, bis Sie in den Handgelenken eine Dehnung spüren. Drehen Sie die Hände so, dass die Finger nach unten zeigen. Drücken Sie nach innen und oben, bis Sie die Dehnung spüren.

Dehnung zwischen den Fingern

Faust zwischen Finger drücken

3 Die Fingerspanne vergrößern

Schieben Sie eine zur Faust geballte Hand zwischen je zwei Finger der anderen Hand und drücken Sie so lange, bis Sie eine Dehnung spüren. Machen Sie diese Übung mit beiden Händen.

Regeln für die Gesundheit

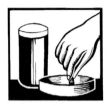

Wachsam bleiben
Vermeiden Sie alle künstlichen, stimulierenden und stimmungsverändernden Substanzen wie Alkohol, Kaffee, Tee und Nikotin.

Beim Shiatsu kommt es auf die Kommunikation zwischen dem Geber und dem Empfänger an. Als Geber überträgt man über den Druck Energie auf den Empfänger. Wenn jedoch die Energie des Gebers durch Krankheit oder auch nur durch mangelndes Wohlbefinden begrenzt ist, wird seine Berührung weniger Wirkung haben. Darum ist es vor allem für den Geber wichtig, gut auf seine eigene Gesundheit zu achten. Lebensgewohnheiten, die Energien verringern, sind abzulegen und Aktivitäten, welche die Lebensenergien erhöhen, sind zu verstärken.

Diät

Es gibt keine spezielle Shiatsu-Diät, doch viele Praktizierende versuchen, die Vorstellungen von Yin und Yang bei ihrer Ernährung zu berücksichtigen (S. 19), d.h. sie sollte ausgeglichen sein und gleichermaßen Yin- und Yang-Qualitäten beinhalten. Diese Vorschläge sind durchaus vereinbar mit den Empfehlungen von Ernährungsfachleuten, nach denen man jede einseitige Ernährung vermeiden sollte.

Gesunde Ernährung

Versuchen Sie, viel Obst und Gemüse auf Ihren Speiseplan zu setzen. Diese haben viele Vitamine und Mineralstoffe und sind leicht verdaulich. Sie liefern viel Energie, ohne dass sich ein Schweregefühl einstellt. Geben Sie Vollwertprodukten den Vorzug. Sie werden langsamer verdaut und garantieren eine anhaltende Energieversorgung. Darum sind sie gesünder als die so genannten energiereichen, mehrfach verarbeiteten Kohlenhydrate, bei denen die Energie mit dem sinkenden Blutzucker schnell wieder abfällt. Wenn Sie Fleischesser sind, versuchen Sie, vor einer Shiatsu-Sitzung große Mengen davon zu vermeiden, da Fleisch nur langsam verdaut wird, schwer im Magen liegt und Ihre Energie und Wendigkeit verringert.

Keine Stimulanzien

Ein guter Shiatsu-Praktiker ist sehr wachsam. Jede Substanz, die Ihre natürliche Sensibilität beeinträchtigt – sei es Ihr Gespür bei der Berührung oder Ihr Einfühlungsvermögen für den Empfänger – wird auch die Wirksamkeit Ihres Gebens verringern. Zu viel Koffein oder Beruhigungsmittel, Alkohol oder andere stimmungsverändernde Substanzen können Ihre natürliche Sensibilität negativ beeinflussen.

Yin und Yang

Zu den Yin-Nahrungsmitteln gehören Bananen, Schalentiere, Tomaten und Bier. Bei rotem Fleisch, Knoblauch und Kaffee überwiegt das Yang. Auf S. 19 finden Sie mehr Einzelheiten.

SHIATSU-KLEIDUNG

Die Behandlung mit Shiatsu erfordert keine besondere Berufskleidung, aber Geber und Empfänger sollten warme und bequeme Kleidung tragen, welche die Bewegungsfreiheit nicht einschränkt. Der Empfänger sollte außer den Schuhen nichts ausziehen müssen. Der Stoff mindert nicht den Druck und damit auch nicht die Wirkung. Für beide sind weite T-Shirts und Trainingshosen eine gute Lösung.

Naturfasern
Für Geber wie Empfänger sind leichte Naturfasern am besten. Ihr Gewebe scheint die Übertragung von Empfindungen zu erleichtern.

Baumwolle ist ein gutes Material

Locker, aber nicht zu weit

Bewegungsfreiheit
Der Geber muss sich ungehindert hinknien, beugen und dehnen können. Er sollte Kleidungsstücke oder Accessoires meiden, die im Wege sind und beide Beteiligten ablenken könnten.

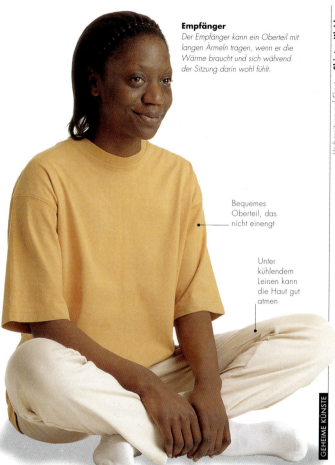

Empfänger

Der Empfänger kann ein Oberteil mit langen Ärmeln tragen, wenn er die Wärme braucht und sich während der Sitzung darin wohl fühlt.

Bequemes Oberteil, das nicht einengt

Unter kühlendem Leinen kann die Haut gut atmen

Vorbereitung auf Shiatsu **Shiatsu-Kleidung**

Die richtige Umgebung

Das Zimmer, in dem Sie Shiatsu praktizieren, sollte die Harmonie und Ruhe ausstrahlen, die Sie im Empfänger fördern wollen. Versuchen Sie, dafür einen ausreichend großen Raum zu finden, in dem der Empfänger bequem auf dem Boden liegen kann und Sie sich uneingeschränkt um ihn herumbewegen können.

Beleuchtung

Natürliches Licht und gute Belüftung sind wichtig. Nach Einbruch der Dunkelheit sollte das künstliche Licht weich sein. Keine „harten" Leuchtstoffröhren! Der Raum sollte warm, aber nicht heiß sein.

Möbel

Entfernen Sie überflüssiges Mobiliar und alles, was Unordnung schaffen kann. So können Sie und der Empfänger sich ganz auf Shiatsu konzentrieren.

Düfte und Klänge

Einige Praktiker benutzen Duftöle in einer Duftlampe. Das kann jeder tun, wie er es für richtig hält, aber seien Sie bei der Wahl des Öls vorsichtig. Ein aufdringlicher Duft kann ebenso von der

Ruhige Umgebung
Ein idealer Shiatsu-Raum bietet keine Ablenkungen und viel Platz, um sich bewegen zu können

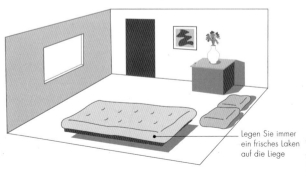

Legen Sie immer ein frisches Laken auf die Liege

Behandlung ablenken wie unpassende Musik. Diese kann sehr entspannend wirken, aber nur wenn sie nicht zu laut und für beide angenehm ist.

Liegefläche

Ihr wichtigstes Einrichtungsstück ist eine passende Liegefläche für den Empfänger. Eine dünne Futonauflage ist ideal – für den Empfänger weich und für Sie fest genug, damit Sie wirkungsvollen Druck ausüben können. Sie können auch improvisieren und mehrere Decken zu einer gut gepolsterten Fläche zusammenfalten. Decken Sie die Liegefläche in jedem Fall mit einem sauberen Bettlaken ab.

Sie brauchen auch ein kleines flaches Kopfkissen für den Empfänger und ein paar Kissen, die bei bestimmten Positionen zusätzlichen Halt geben können. Auch sollten Sie mit einer leichte Baumwolldecke die Körperteile des Empfängers zudecken können, mit Sie gerade nicht arbeiten, um sein Gefühl von Wärme und Sicherheit nicht zu beeinträchtigen.

DIE GRUNDTECHNIK VON SHIATSU

Jeder, der Shiatsu geben möchte, sollte sich eine Weile mit der Grundtechnik beschäftigen, bevor er ernsthaft versucht, einen anderen Menschen zu behandeln. Am besten gehen Sie zu einem erfahrenen Shiatsu-Lehrer, der Ihnen die richtige Technik zeigen kann und Sie mit Rat und Tat begleitet, wenn Sie Ihre eigenen Fähigkeiten entwickeln. Dennoch ist dieses Kapitel eine hilfreiche Einführung in die Technik des Shiatsu. Eine Shiatsu-Sitzung mit einem qualifizierten Therapeuten ist in jedem Fall sehr zu empfehlen, denn nur wenn Sie selbst die verschiedenen Empfindungen erlebt haben, die durch den Druck und die Dehnungen einer Shiatsu-Behandlung ausgelöst werden, können Sie sich in die Gefühle der zukünftigen Empfänger Ihres Shiatsu hineinversetzen.

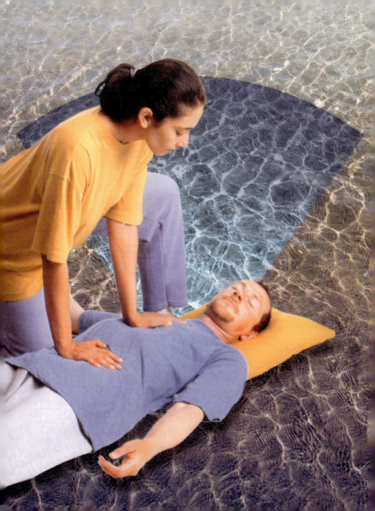

Einsatz von Gewicht und Schwerkraft

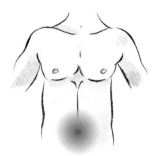

Tanden und Hara
Ihr Hara oder Zentrum der Schwerkraft umgibt Ihr Tanden, das etwa drei Finger breit unter dem Nabel liegt.

Shiatsu ist im Wesentlichen Druck ohne Kraftaufwand. Der Schlüssel dazu ist das Verständnis der Rolle, die Ihr Schwerpunkt, das Zentrum Ihrer Schwerkraft – japanisch *Hara* –, spielt.

Lokalisierung

Das Hara befindet sich im Bauch um einen zentralen Punkt herum, der drei Finger breit unter dem Nabel liegt. Diesen Punkt nennt man auch *Tanden*. Das Hara ist nicht nur Dreh- und Angelpunkt der Gewichtsverteilung des Körpers, sondern auch seine Lebensmitte. Bewegungen oder Druck aus diesem Schwerpunkt heraus werden durch seine geistige und körperliche Kraft unterstützt und bedürfen weniger Anstrengung. Im Shiatsu sollten Sie immer aus dem Hara heraus arbeiten und nicht nur Muskelkraft einsetzen.

Bewusstsein

Das Hara ist auch die Quelle unseres emotionalen und psychologischen Wohlbefindens. Die Einstimmung auf die innere Mitte fördert die Harmonie von Körper, Geist und Seele, in der sich Selbstvertrauen und Zielbewusstheit entwickeln können. Wenn Sie Shiatsu im Hara-Bewusstsein geben, schöpfen Sie aus Ihrer inneren Quelle, was auch Einfluss auf andere Lebensbereiche hat. So können Sie Heilungsenergien besser auf andere übertragen.

Identifizierung

Werden Sie sich zurerst Ihres Haras und Ihres Tandens bewusst. Setzen Sie sich bequem hin, die Beine leicht auseinander, und legen Sie die Hand drei Finger breit unter dem Nabel auf Ihr Tanden. Entspannen Sie die Bauchmuskulatur, schließen Sie die Augen und atmen Sie ruhig und gleichmäßig. Richten Sie mit geschlossenen Augen Ihre Aufmerksamkeit auf Ihre Lebensmitte und versuchen Sie, die Energie zu spüren, die sich in Ihrem Bauch sammelt. Danach können Sie mit den Übungen für Hara-Bewusstsein auf den nächsten Seiten fortfahren. Diese helfen Ihnen beim besseren Verständnis Ihres Haras und wie Sie Ihre innere Energie beim Geben von Shiatsu einsetzen können.

Innere Energie

Bei einem starken Hara können Sie mit Enttäuschungen und Rückschlägen besser umgehen. Sie verlieren Ziele nicht aus den Augen und verschwenden weder Energie noch Talent.

HARA-BEWUSSTSEIN

Wenn Sie Ihr Hara und die Qualität seiner Energie spüren können, dann versuchen Sie diese Übungen, mit denen Sie Ihre Gewichtsverteilung verändern und Druck durch Ihre Gliedmaßen lenken können. Für die meisten Erwachsenen mag es ungewöhnlich sein, sich auf allen Vieren zu bewegen, aber es ist ein wichtiger Teil des Shiatsu, da alle Behandlungen in dieser Stellung in Bodenhöhe gegeben werden. Sie müssen also den Kontakt mit dem Fußboden wie ein krabbelndes Kleinkind neu erlernen.

Auf die Atmung konzentrieren

Bauch entspannt

1 *Werden Sie sich mit dieser einfachen Atemübung Ihres Haras bewusst. Legen Sie in einer bequemen Sitzposition beide Hände auf den Unterleib. Atmen Sie durch die Nase ein und achten Sie darauf, wie sich Ihr Bauch bei entspannter Muskulatur nach außen wölbt. Wenn Sie durch die Nase wieder einatmen, zieht er sich wieder zusammen. Fühlen Sie, wie sich mit jedem Einatmen mehr Energie in Ihrem Bauch ansammelt.*

2 Knien Sie sich auf den Boden (Beine auseinander) und stützen Sie die Hände weit auseinander vor sich auf. Wenn Sie sich jetzt langsam nach vorne bewegen, ruht das ganze Gewicht zunächst auf den Knien, wird aber immer mehr auf Hände und Arme verlagert (versuchen Sie, dies als eine Bewegung des Haras zu visualisieren). Halten Sie an, wenn Sie spüren, dass Ihr Gewicht gleichmäßig auf alle Gliedmaßen verteilt ist.

3 Bewegen Sie Ihr Hara in einem Kreis und achten Sie darauf, wie sich Ihr Gewicht mit der Verschiebung Ihrer Mitte zwischen Ihren Gliedmaßen verlagert. Versuchen Sie, mehr Gewicht auf ein Gließmaß Ihrer Wahl zu verschieben. Beobachten Sie, wie sich das auf die anderen Gliedmaßen verteilte Gewicht verringert.

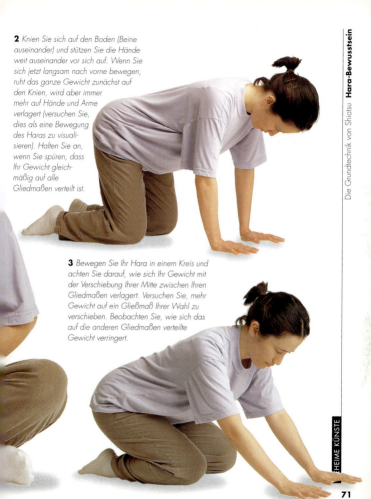

Bedeutung der Stellung

Die Grundhaltungen beim Shiatsu sind Knien und Hocken. Diese Stellungen geben bei der Arbeit am Boden guten Halt und ermöglichen viele Bewegungen um den Empfänger herum. In unserem Kulturkreis ist es für die meisten Erwachsenen nicht einfach, in diesen Stellungen zu sitzen und zu arbeiten. Es lohnt sich, Ihren Körper an diese Sitzarten zu gewöhnen, da der Rücken so weniger belastet wird als beim Sitzen auf einem Stuhl. Üben Sie so oft wie möglich das Sitzen in den folgenden Stellungen – beim Fernsehen, Lesen oder beim Spielen mit Kindern.

Seiza – Fersensitz/Kniesitz

Beim Standardkniesitz, dem japanischen *Seiza*, sitzt man auf den Fersen. In Position können Sie gut Shiatsu geben, weil Sie eine feste Basis haben, aus der Sie sich bei Bedarf auch vorbeugen können.

Offener Kniesitz

Bei dieser Abwandlung des Seiza sind die Knie weit gespreizt. Sie müssen dabei jedoch aufpassen, dass Sie mit den Knien nicht zu dicht an den Kopf des Empfängers und nie höher als seine Ohren kommen.

Bequem und wirkungsvoll
Shiatsu ist vor allem dann wirkungsvoll, wenn Geber und Empfänger eine bequeme Haltung einnehmen. Anstrengungen und Anspannungen können den Energiefluss hemmen.

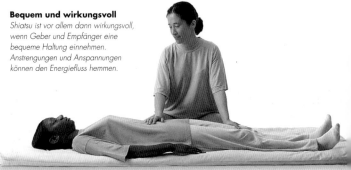

Halber Kniesitz

Diese Stellung brauchen Sie für manche Dehnungen und Behandlungen von Gliedmaßen. Das gebeugte Knie kann dem Körperteil, mit dem Sie gerade arbeiten, Halt geben.

Hocke

Für die meisten Menschen im Westen bietet diese Stellung nur wenige Minuten Halt. Aber ein regelmäßiges Üben fördert die Gelenkigkeit.

Halbe Hocke

In dieser halbkniendenden, halbhockenden Stellung sitzen Sie etwas höher als beim Seiza und Sie können sich bei der Arbeit gut seitwärts bewegen. Sie ist sehr praktisch, wenn man die Hara-Energie um den Körper des Empfängers herumlenken will.

Japanische Tradition

Für die Japaner ist Seiza die traditionelle Sitzposition, die sie beim Essen an niedrigen Tischen, bei der Teezeremonie und bei der Meditation einnehmen.

ABWANDLUNGEN

Es gibt eine Reihe von Stellungen, bei denen man zum Geben von Shiatsu kniet oder hockt. Die richtige Stellung ist immer die, in der Sie sich wohl fühlen, obwohl für die Erwachsenen im Westen die meisten dieser Positionen schwierig sind. Die richtige Stellung hängt auch von der Arbeitsumgebung ab und davon, wie weit Sie sich über den Körper beugen müssen. Denken Sie auch daran, wie die Position die Ausrichtung Ihres Haras beeinträchtigt (S. 78).

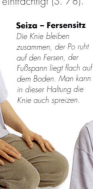

Seiza – Fersensitz
Die Knie bleiben zusammen, der Po ruht auf den Fersen, der Fußspann liegt flach auf dem Boden. Man kann in dieser Haltung die Knie auch spreizen.

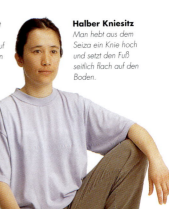

Halber Kniesitz
Man hebt aus dem Seiza ein Knie hoch und setzt den Fuß seitlich flach auf den Boden.

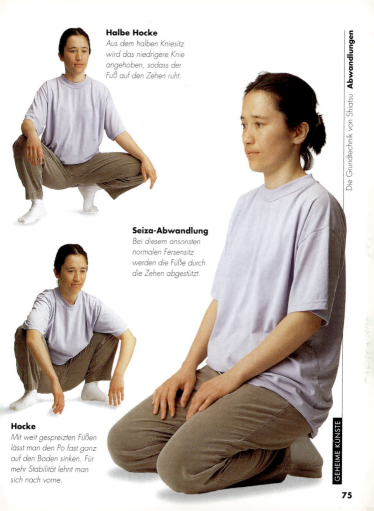

Halbe Hocke
Aus dem halben Kniesitz wird das niedrigere Knie angehoben, sodass der Fuß auf den Zehen ruht.

Seiza-Abwandlung
Bei diesem ansonsten normalen Fersensitz werden die Füße durch die Zehen abgestützt.

Hocke
Mit weit gespreizten Füßen lässt man den Po fast ganz auf den Boden sinken. Für mehr Stabilität lehnt man sich nach vorne.

Anstrengung vermeiden

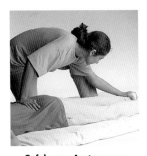

Gefahr von Anstrengung
Positionen, aus denen man sich zur Druckmassage über den Empfänger beugt, können zu Anstrengungen führen.

Ein guter Shiatsu-Praktiker ist sich bewusst, dass seine Arbeit nicht nur auf den Empfänger, sondern auch auf ihn selbst wirkt. Anstrengungen und Anspannungen können den Energiefluss hemmen und Shiatsu wirkungslos machen. Vielen Anfängern hilft Yoga oder Tai Chi Chuan, ein Gefühl dafür zu entwickeln, wie sie ihren Körper einfühlsam und harmonisch einsetzen können. Wenn Sie folgende Regeln beachten, können Sie sich vor Anstrengung und Verletzungen schützen.

Entspannen

Halten Sie den ganzen Körper entspannt und achten Sie auf die kleinsten Anzeichen von Anspannung, wie hochgezogene Schultern oder flacher Atem.

- Lassen Sie den Nacken gestreckt und die Schultern locker herabhängen.
- Öffnen Sie den Brustkorb und entspannen Sie den Bauchraum, während Sie tief atmen.
- Blicken Sie geradeaus und – wenn Sie liegen – auch nicht mehr nach unten auf die Hände.
- Visualisieren Sie, wie sich all Ihre Gelenke – Wirbelsäule, Hüften, Schultern, Ellbogen, Knie – lockern und öffnen.

Schwerpunkt niedrig halten

Achten Sie darauf, dass Ihr Schwerpunkt niedrig ist. Nach der Auffassung, dass der Körper obere und untere Seiten hat, bekommen die Unterseiten der Arme und Beine im Knien die Energie von unten und fühlen sich schwerer an als die oberen Seiten. Die Bewegungen sollten von diesen unteren Seiten zu den oberen Teilen gelenkt werden.

Breite Basis

Halten Sie sich so, dass sich Ihr Gewicht über eine möglichst große Fläche verteilt. Stellungen, bei denen die Knie weit auseinanderliegen, sind ideal, wenn Sie starken Druck ausüben müssen. Sie ermöglichen ein besseres Gleichgewicht, mehr Kontrolle und vergrößern die „Unterseite". Auch öffnen solche Stellungen das Hara.

Rückenschutz

In Ihrer Stellung sollte der Druck die Wirbelsäule entlang gleichmäßig verteilt sein. Kein Teil darf überanstrengt werden.
- Gehen Sie so dicht wie möglich an den Bereich heran, den Sie bearbeiten.
- Halten Sie sich gerade, aber nicht steif. Vermeiden Sie jede Biegung und Krümmung der Wirbelsäule.

Arbeit an Rücken & Schultern

Sitzende Haltungen, aus denen man Rücken und Schultern auch bei Empfängern bearbeiten kann, für die Liegen unbequem oder schwierig ist, werden auf S. 164–171 gezeigt.

HARA AUSRICHTEN

Wenn Sie Ihren Platz neben der zu behandelnden Person einnehmen und anfangen zu arbeiten, denken Sie daran, Ihr Hara offen zu halten, d. h. Gliedmaßen und Brust zu weiten. Während Sie sich um den Empfänger herumbewegen, richten Sie Ihr Hara auf den Körperbereich des Empfängers, den Sie bearbeiten. Sie sollten immer eine Haltung einnehmen, in der Ihr Bauch diesem Bereich zugewandt ist.

Arbeit von der Seite

In dieser Position ermöglicht die kniebreite Haltung im 90°-Winkel zum Rücken des Empfängers eine bestmögliche Nutzung der Hara-Energie.

Arbeit an den Füßen

Indem der Geber die Füße des Empfängers zwischen seine Beine nimmt, kann er seine Hara-Energie wirkungsvoll auf den Teil der Beine lenken, den er bearbeitet.

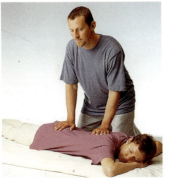
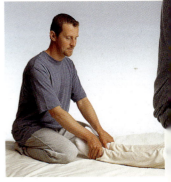

Arbeit im Sitzen

Der Geber nimmt eine entspannte, halb-kniende Stellung ein, die seine Brust weitet und in der sein Bauch auf den zu behandelnden Rücken gerichtet ist.

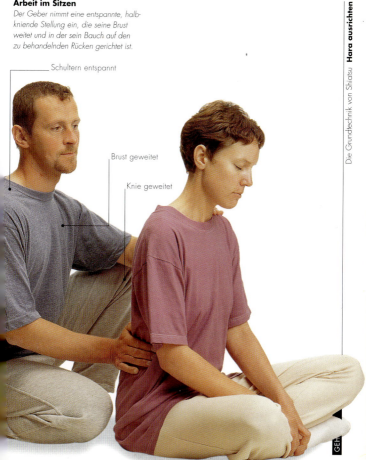

Schultern entspannt

Brust geweitet

Knie geweitet

Die Grundtechnik von Shiatsu **Hara ausrichten**

Hand- und Armkontakt

Arme und Hände sind Ihre wichtigsten Hilfsmittel für Shiatsu. Sie können den Druck mit den Handflächen, Fingern, Daumen und Ellbogen ausüben, je nach Größe der zu behandelnden Stelle und je nach Art des Drucks, den Sie anwenden wollen. Der Druck von Fingern und Daumen wird auf S. 88 und der von den Ellbogen auf S. 92 beschrieben.

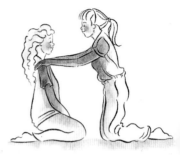

Energiefluss
Wenn der Shiatsu-Geber Schultern, Arme und Hände locker hält, ist der Energiefluss zum Empfänger besonders wirkungsvoll.

Handflächentechnik

Die Handflächentechnik ist am Anfang wahrscheinlich die beste Wahl. Viele Shiatsu-Sitzungen fangen damit an, dass der Geber „im Hara" sitzt – also entspannt und bequem in seiner Mitte – und seine Hand auf das Hara des Empfängers legt. Die Handfläche übt einen beruhigenden Druck auf den Empfänger aus und ist für den Geber zugleich ein sensibler Fühler des Energiezustands, in dem sich der Empfänger befindet. Die unterstützenden und tonisierenden Behandlungen mit dieser Technik variieren von sanfter Berührung bis zum kräftigen Druck.

Position

Nehmen Sie eine Stellung ein, in der Ihre Arme mit der zu behandelnden Fläche einen rechten Winkel bilden. Halten Sie sie gerade: Angespannte Gelenke blockieren den Energiefluss und verschlechtern Ihr Gespür für die Reaktion des Empfängers. Die ganzen Handflächen liegen flach auf und passen sich den Rundungen an.

Die Handflächen eignen sich am besten für die Anwendung von gleichbleibendem Druck ohne Bewegung oder Veränderungen. Lehnen Sie sich in den Druck hinein, achten Sie aber auf die Reaktion des Empfängers und hören Sie sofort auf, wenn die Behandlung schmerzhaft oder unangenehm wird.

Handballentechnik

Wenn Sie sich auf eine kleinere Fläche konzentrieren wollen, können Sie auch nur mit dem Handballen anstatt mit der ganzen Handfläche arbeiten. Legen Sie den Handballen auf die Stelle und lassen Sie die restliche Handfläche in lockerem Kontakt mit der umliegenden Fläche. Durch die richtige Verlagerung der Schwerkraft legen Sie Ihr Gewicht in die Handballen.

Greiftechnik

Bei dieser auch als „Drachenmaul" bekannten Technik wird der Druck mit der Fläche zwischen Daumen und Zeigefinger ausgeübt. Der Hauptkontakt wird mit dem untersten Knöchel des Zeigefingers hergestellt. Diese Methode ist besonders für runde Flächen wie Arme und die Schädelbasis geeignet.

ARBEIT MIT HÄNDEN UND ARMEN

In den Händen befinden sich wichtige Energiezentren, die der Shiatsu-Geber bei der Behandlung einsetzt. Ein wichtiger Tsubo des Herzkreislaufmeridians – HP 8 oder *Laogong* – liegt in der Handfläche unter dem Gelenk des dritten Fingers. Die Energie dieses Meridians hat beruhigende und heilende Eigenschaften. Dazu gehören auch Freude und Kommunikation. Mit etwas Übung können Sie beim Geben von Shiatsu einige dieser Gefühle übertragen.

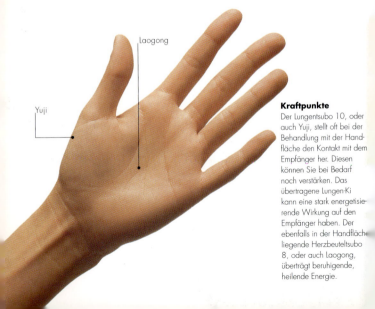

Kraftpunkte

Der Lungentsubo 10, oder auch Yuji, stellt oft bei der Behandlung mit der Handfläche den Kontakt mit dem Empfänger her. Diesen können Sie bei Bedarf noch verstärken. Das übertragene Lungen-Ki kann eine stark energetisierende Wirkung auf den Empfänger haben. Der ebenfalls in der Handfläche liegende Herzbeuteltsubo 8, oder auch Laogong, überträgt beruhigende, heilende Energie.

Vorbereitung der Hände
Reiben Sie vor dem Kontakt Ihre Handflächen kurz und kräftig aneinenader. Das verbessert den Ki-Fluss.

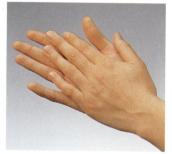

Üben Sie die Anwendung von Druck
Üben Sie den Einsatz Ihres Gewichts mit einem Kissen. Die Ellbogen sind leicht gebeugt.

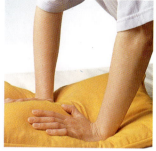

Greiftechnik
Bilden Sie mit Daumen und Zeigefinger ein auf dem Kopf stehendes V und knicken Sie die Finger nach innen weg. Üben Sie den Druck auf die Arm- oder Beinrundung mit dem untersten Knöchel des Zeigefingers aus.

Punkt mit stärkstem Kontakt

Stützende Hand

Die stützende Hand

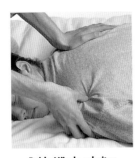

Beide Hände arbeiten
Der Daumen der unteren aktiven Hand wird in den Tsubo gedrückt, während die obere passive Hand Halt gibt.

Wenn Sie Shiatsu geben, üben Sie normalerweise nur mit einer Hand den Druck aus (es sei denn, Sie wenden die Handflächentechnik mit zwei Händen an, die sich für manche Fälle besser eignet). Die weniger aktive Hand spielt jedoch eine stützende Rolle. Der Einsatz beider Hände auf dem Körper des Empfängers vertieft die Wirkung der Behandlung. Vom asiatischen Standpunkt gesehen basiert Shiatsu auf dem Zusammenspiel der sich ergänzenden, passiven Yin- und der aktiven Yang-Eigenschaften. Der aktive Einsatz der einen und die passive Gegenwart der anderen Hand machen aus der Shiatsu-Behandlung ein harmonisches Ganzes. Während die aktive Hand Veränderungen im Energiefluss auslöst, kann die stützende Hand nach der Antwort auf diesen Reiz „horchen".

Energiedreieck

Bei dieser Arbeit entsteht ein Energiedreieck zwischen Ihrem Hara, Ihren beiden Händen und der behandelten Fläche des Empfängerkörpers. Dieser Energiekreislauf hat eine besondere Bedeutung, wenn man es mit Kyo- und Jitsu-Flächen (S. 28–31) zu tun hat. Halten Sie mit der passiven Hand sanften Kontakt zu der Jitsu-Zone des jeweiligen Meridians, während Sie mit der aktiven Hand gleichmäßigen Druck auf die Kyo-Zone dieses Meridians ausüben. Mit zunehmender Sensibilität können Sie spüren, wie sich die Energie in der Kyo-Zone ansammelt und wie sich die Jitsu-Energie verteilt. Das Ergebnis ist ein erfolgreich harmonisierter Energiefluss.

Stütze

Die passive Hand kann auch eine wichtige praktische Rolle spielen, wenn der Empfänger Halt braucht, während Sie einen nicht auf dem Boden liegenden Körperteil behandeln. Mit der passiven Hand können Sie ihn festhalten, während Sie mit der anderen Druck ausüben. Diese Art von Stütze vermittelt dem Empfänger ein Gefühl der Sicherheit und Sie haben den nötigen Widerstand bei der Arbeit.

Kontakt halten

Eine Hand sollte immer Kontakt zum Körper des Empfängers halten. Wenn beide Hände mehr als nur einen kurzen Moment entfernt werden, wird die Kommunikation zwischen Geber und Empfänger unterbrochen, und Sie müssen sie neu aufbauen. Planen Sie die Sitzung so, dass Sie immer mit einer Hand Kontakt halten, wenn Sie eine neue Position einnehmen.

STÜTZENDE BEWEGUNGEN

Sie können verschiedene Möglichkeiten ausprobieren, wie Sie am besten die Zusammenarbeit beider Hände koordinieren. Es gibt keine festen Regeln. Es gilt nur die allgemeine Richtlinie, dass die passive Hand auf dem Teil des Meridians ruhen sollte, welcher der Körpermitte am nächsten ist. Die aktive Hand arbeitet währenddessen mit den entfernteren Teilen des gleichen Meridians. Beachten Sie, dass nicht immer die gleiche Hand die aktive Rolle spielt.

Energetische Unterstützung
Im Bild ist die Hand links die aktive Hand, die mit dem Daumen auf einen Meridian im Bein drückt. Die Hand rechts übernimmt die passive Rolle und registriert die Reaktionen des Empfängers.

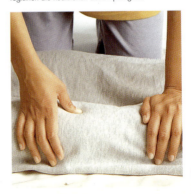

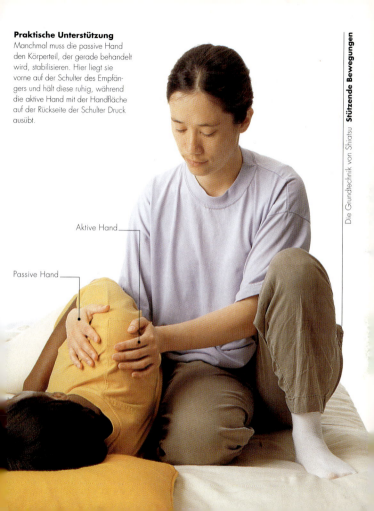

Praktische Unterstützung

Manchmal muss die passive Hand den Körperteil, der gerade behandelt wird, stabilisieren. Hier liegt sie vorne auf der Schulter des Empfängers und hält diese ruhig, während die aktive Hand mit der Handfläche auf der Rückseite der Schulter Druck ausübt.

Aktive Hand

Passive Hand

Die Grundtechnik von Shiatsu **Stützende Bewegungen**

Daumen-Finger-Technik

Mit den Handflächen kann man sehr gut die Meridiane behandeln, doch um bestimmte Tsubos intensiv zu drücken, sind die kleineren Druckflächen der Finger und Daumen besser geeignet. Man sagt, dass ein Tsubo etwa die Größe einer Daumenspitze hat.

Daumentechnik

Unseren kräftigsten Finger setzt man bei den meisten Zonen des Körpers für tief eindringenden Druck ein. So wird das Ki sehr viel stärker stimuliert, als es mit dem breiter verteilten Druck der Handflächen möglich ist. Mit dieser Art von Druck kann man auch gut Knoten in verspannten Muskelbereichen entfernen. Setzen Sie den ausgestreckten Daumen mit der flachen Oberfläche des obersten Glieds im rechten Winkel auf die zu behandelnde Stelle und setzen Sie Ihr Gewicht ein, um den Druck durch Arm, Hand und Daumen auszuüben. Dabei kann sich das Daumengelenk etwas nach hinten biegen. Sollte es das jedoch zu stark tun, wenden Sie diesen

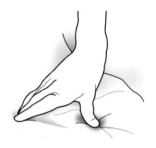

Daumendruck
So wird der Daumen richtig als Verlängerung des Arms eingesetzt und bequem durch die abgespreizten Finger der gleichen Hand gestützt.

lokalen Druck lieber mit einer anderen Fingerspitze an. Der Daumen darf sich auch nie nach innen umbiegen. Das würde den Energiefluss hemmen und dem Empfänger weh tun. Stützen Sie ihn mit den abgespreizten Fingern ab.

Fingertechnik

Bei sehr begrenzten Stellen können Sie auch mit den Fingern Shiatsu geben. Sie eignen sich für Feinarbeiten auf Kopf und Gesicht, wo die kräftigere Daumenarbeit nicht angebracht ist.

Man kann gleichzeitig mit den Fingern beider Hände den gleichen Meridian entlang auf beiden Körperseiten bearbeiten, z. B. den Blasen-Meridian auf beiden Seiten der Wirbelsäule. Dafür gibt es mehrere Techniken. Oft werden Zeige- und Mittelfinger gleichzeitig eingesetzt, um beim Drücken mehr Stabilität zu haben. Auch kann für bestimmte Stellen mit dem Zeigefinger zwischen dem ersten und zweiten Gelenk gedrückt werden, meist zusammen mit dem Daumen der gleichen Hand.

Übung

Sie können den Einsatz von Daumen und Fingern mit festen Kissen oder Polstern üben. Achten Sie dabei darauf, dass Sie die Gelenke nicht durch zu viel Kraftanwendung überanstrengen. Wenn Sie mit einer Person arbeiten, erhöhen Sie den Druck von Daumen und Fingern nur nach und nach, denn konzentrierter Druck dieser Art kann schmerzhaft sein. Wenn das passiert, verringern Sie den Druck sofort und arbeiten Sie mit einer anderen Technik weiter.

DAUMEN UND FINGER

Beim Shiatsu sind Daumen und Finger Ihre Präzisionswerkzeuge, mit denen Sie einzelne Tsubos behandeln. Ihre Daumen sind kräftig genug, um starken Druck auszuhalten, auch wenn das selten gebraucht wird. Die Finger sind ideal für präzisen und sensiblen Druck, wie er bei der Behandlung des Gesichts gebraucht wird. Von den vielen Möglichkeiten zum Einsatz von Daumen und Fingern zeigen wir hier nur eine kleine Auswahl. Wenn Sie das Prinzip beherrschen, können Sie eigene Methoden ausprobieren.

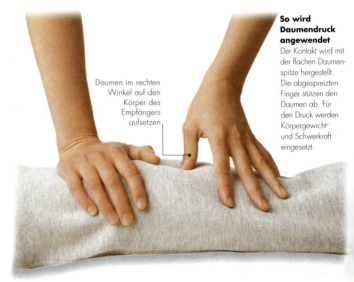

Daumen im rechten Winkel auf den Körper des Empfängers aufsetzen

So wird Daumendruck angewendet

Der Kontakt wird mit der flachen Daumenspitze hergestellt. Die abgespreizten Finger stützen den Daumen ab. Für den Druck werden Körpergewicht und Schwerkraft eingesetzt.

Richtig
Sie sehen hier, wie der Daumen richtig als Verlängerung des Arms eingesetzt und bequem von den Fingern der gleichen Hand abgestützt wird.

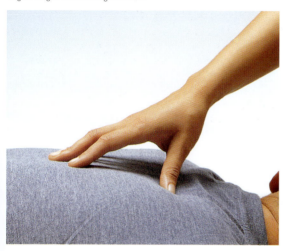

Falsch
Die Finger sind angespannt, der Daumen ist eingeknickt. So wird der Energiefluss blockiert.

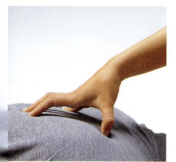

Ellbogen-, Knie- und Fußtechnik

Beim Shiatsu kommt der ganze Körper zum Einsatz – der des Gebers genauso wie der des Empfängers. Hände und Arme sind zwar unsere Hauptwerkzeuge, aber manchmal ist der Einsatz anderer Körperteile besser.

Ellbogen

Die Ellbogen spielen beim Shiatsu eine wichtige Rolle. Die Art des Einsatzes beeinflusst den Energiefluss in Ihren Armen und Händen. Auch können Sie mit den Ellbogen Druck auf Zonen ausüben, wo er kräftiger sein muss. Der Ellbogendruck ist geradezu ideal, wenn Sie Spannungen in sehr muskulösen Körperteilen verteilen müssen, wie bei Po, Schultern, Hüften und Schenkeln. Bei Empfängern mit zarter Konstitution kann er jedoch zu stark sein. Lokalisieren Sie zuerst mit den Fingern die zu behandelnde Zone, bevor Sie mit der Unterseite (nicht der Spitze!) des Ellbogens arbeiten. Lehnen Sie sich sanft in den Ellbogen hinein und erhöhen Sie langsam das Gewicht, wenn es für den Empfänger erträglich ist.

Knie

Mit den Knien kann man die Rückseite der Schenkel und den unteren Rücken behandeln, wenn der Empfänger sitzt. Anfänger sollten diesen Druck nur sehr

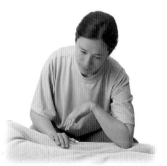

Ellbogenkraft
Mit den Ellbogen kann man stumpfen Druck ausüben, der geeignet ist, um Verspannungen in starker Muskulatur wie der im Bein zu lösen.

vorsichtig einsetzen und nur, wenn der Empfänger robust genug ist. Sie müssen sich sicher sein, dass Sie den Druck gut dosieren können. Sonst verursachen Sie Schmerzen oder Verletzungen. Stützen Sie sich mit den Händen ab, wenn Sie Ihr Gewicht in die Knie verlagern.

Füße

Mit den Füßen, die das ganze Körpergewicht tragen, kann man sehr starken Druck anwenden. Anfängern sollten die Füße bei den Fußsohlen des Empfängers einsetzen, die den gleichen Druck aushalten können. Der Empfänger liegt dabei auf dem Bauch. Sie stehen mit den Fersen auf dem Boden und mit den Fußballen in den Wölbungen der Fußsohlen des Empfängers. Die Konturen beider Sohlen sollten einander angepasst sein. Verlagern Sie langsam das Gewicht von den Fersen über die Fußballen auf den Empfänger. Seien Sie bereit, den Druck notfalls schnell wieder abzuschwächen.

ELLBOGEN, KNIE UND FÜSSE

Auch andere Körperteile können beim Shiatsu eingesetzt werden, wenn Ihre Hände eine Pause brauchen oder sie sich zur Behandlung bestimmter Zonen besser eignen. Probieren Sie, Ellbogen, Knie und Füße so wie hier gezeigt einzusetzen. Der mit diesen Körperteilen ausgeübte Druck kann stärker ausfallen als der mit den Händen. Achten Sie also genau auf die Reaktionen des Empfängers – seien es verbale Äußerungen oder Veränderungen, die nur Sie wahrnehmen – und ändern nötigenfalls die Behandlung.

Ellbogen auf Schulter

Drücken Sie mit der flachen Unterseite des Ellbogens – nie mit der Spitze – auf die verspannte Schultermuskulatur. Legen Sie durch Verschiebung Ihres Schwerpunkts Ihr Gewicht hinein. Mit dem anderen Arm stützen Sie sich ab und halten mit der Hand Kontakt, um Veränderungen zu spüren.

Ellbogen auf Po

Die großen Gesäßmuskeln profitieren von dem starken Druck, den man mit der Ellbogenunterseite übertragen kann. Nehmen Sie eine Haltung ein, in welcher der Arm mehr oder weniger senkrecht auf dem Po steht, und verlagern Sie Ihr Gewicht nach vorne, um den Druck hineinzulegen.

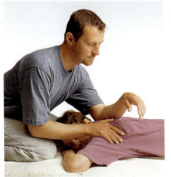
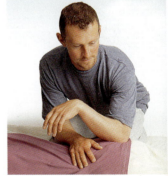

Knie auf Schenkel

Arbeiten Sie aus einer knienden Position heraus und halten Sie mit den Händen das Gleichgewicht. Setzen Sie das Knie ohne Kraftanstrengung auf die Rückseite des Schenkels und verlagern Sie langsam Ihr Gewicht nach vorn, wodurch Sie den Druck auf den Schenkel erhöhen. Es darf für den Empfänger nicht unangenehm werden.

Füße auf Füße

Der Empfänger liegt auf dem Bauch. Sie stellen sich so auf seine Fußsohlen, dass sich Ihre Fußballen in die Wölbung seiner Sohlen schmiegen und Sie mit den Fersen auf dem Boden stehen. Verlagern Sie langsam Ihr Gewicht nach vorn auf Ihre Fußballen und üben Sie Druck auf die Fußsohlen des Empfängers aus.

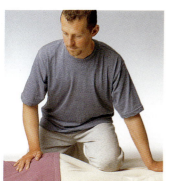

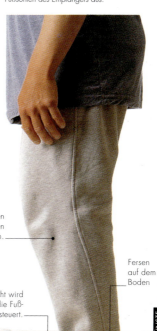

Die Knie bleiben weich, damit man den Druck dosieren kann.

Fersen auf dem Boden

Das Gewicht wird durch die Fußballen gesteuert.

Shiatsu ohne Berührung

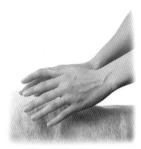

Energieübertragung
Einige Praktiker können Heilungsenergie übertragen, indem sie einfach nur ihre Hände über die betreffende Stelle halten.

Es wurde schon häufig darauf hingewiesen, wie wichtig die Ki-Übertragung zwischen Geber und Empfänger von Shiatsu ist. Dieser unsichtbare und nicht messbare Austausch macht aus Shiatsu mehr als nur eine angenehme Massage. Die Mittel, mit denen Energie übertragen wird, sind feinstofflicher Art und gewissermaßen unerklärbar. Was wirklich passiert, erfahren wir nur, wenn wir den Empfänger fragen, was er bei der Behandlung gespürt hat.

Manchmal kann das anschließende Wohlbefinden auch eine psychologische Wirkung der Druckmassage sein, aber ein guter Shiatsu-Praktiker mit viel Erfahrung, Sensibilität und Beobachtungsgabe kann sehr viel mehr Energie geben als jemand mit geringeren Fähigkeiten.

Minimaler Kontakt
Einige Praktiker haben ihre Fähigkeiten so sehr verfeinert, dass die inneren Energieflüsse des Empfängers schon auf minimalen physischen Kontakt reagieren. Da kann es genügen, dass er eine Hand auf den Unterleib legt. In manchen Fällen ist überhaupt kein physischer Kontakt nötig. Für die Traditionelle Chinesische Medizin ist der lebendige menschliche Körper eine Manifestation der universalen Energie, Die physische Form ist von einer unsichtbaren feinstofflichen Schicht umgeben, einem „Interface" zwischen dem materiellen Körper und der gesamten Energie des Universums. Darum ist es möglich, dass diejenigen, die sich gut

einstimmen, Heilungsenergie kanalisieren können, indem sie Zugang zu dieser Schicht bekommen.

Energieübertragung

Diese Art von Shiatsu mag das Vorstellungsvermögen der meisten Menschen übersteigen, doch es schadet nicht, wenn Sie versuchen, Energie zu spüren und zu projizieren. Halten Sie die Handfläche einige Zentimeter über den Körper des Empfängers und versuchen Sie, einen Energiemangel oder einen Überschuss zu spüren. Dann versuchen Sie, Ihre eigene entsprechende Heilungsenergie zu projizieren. Auch wenn Sie anfangs nicht viel erreichen, entwickeln Sie doch eine Einsicht in die Möglichkeiten des Shiatsu und lernen die Komplexität und Subtilität dieser Therapieform kennen.

Nach der chinesischen Philosophie besteht alle Materie des Universums aus Schwingung und Energie. Diese Philosophie wird auf S. 10–33 näher erklärt.

BEHANDLUNGS-METHODEN

Für eine Shiatsu-Behandlung gibt es keine festgelegte Reihenfolge. Jeder entwickelt nach seinen individuellen Vorstellungen und nach den Anforderungen des Empfängers ein eigenes Programm. Der in diesem Kapitel vorgeschlagene Arbeitsablauf erfasst nur Grundtechniken, mit denen ein Anfänger nichts falsch machen kann. Das Kapitel beginnt mit der Bauchlage, dann wird die Rückenlage gezeigt und danach die Arbeit an den Körperseiten. Im letzten Teil wird die Arbeit in sitzender Position beschrieben. Der gesamte Behandlungsablauf muss nicht in nur einer Sitzung absolviert werden. Das kann für beide Partner zu lange und zu anstrengend sein.

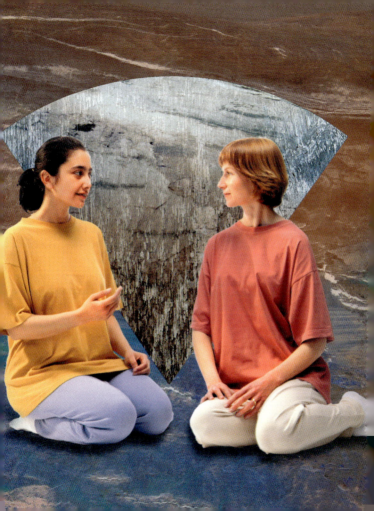

Bauchlage

Zu Beginn einer Shiatsu-Behandlung sollte der Empfänger auf dem Bauch liegen. Die meisten Menschen fühlen sich in dieser Lage sicher. Man kann seine verletzbaren Organe im Bauch schützen, indem man sich zusammenrollt und sie mit dem Rücken verteidigt. Es ist ratsam, diese Urinstinkte zu respektieren, anstatt sich dem Empfänger konfrontativ zu nähern.

Meridiane auf dem Rücken

In der Bauchlage hat man guten Zugang zu allen Meridianen, die auf der Rückseite des Körpers verlaufen. Das ist vor allem der Blasenmeridian, der sich zu beiden Seiten der Wirbelsäule verzweigt. Er wirkt auf alle Organe integrierend, da er die Yang-Energie vom Kopf bis in die Zehen transportiert. Auch sind häufig die Rücken- und Schultermuskeln verspannt. Wenn der Therapeut mit mäßig starkem Druck zuerst diese Bereiche bearbeitet, ist der Empfänger entspannter und empfänglicher für die nachfolgenden Behandlungen. Auf den Schultern ist auch ein Teil des Dünndarmmeridians zugänglich. Auf der Rückseite der Beine erreicht man den Nierenmeridian.

Lage des Empfängers

Bitten Sie den Empfänger, sich auf den Bauch zu legen, und achten Sie darauf, dass er bequem liegt. Bei Bedarf legen Sie ihm ein Kissen unter Brust oder Bauch. Den Kopf sollte er auf eine Seite legen und die Arme etwas

Kontakt mit dem Empfänger
Ihr erster Kontakt sollte dem Empfänger ein Gefühl von Sicherheit vermitteln.

vom Körper entfernt zu beiden Seiten oder auch unter dem Kopf ablegen.

Haltung des Gebers

Sitzen Sie im Seiza neben Ihrem Partner. Reiben Sie die Handflächen 30 Sekunden kräftig aneinander, um den Ki-Fluss anzuregen. Legen Sie dem Empfänger eine Handfläche sanft auf den unteren Rücken und konzentrieren Sie sich entspannt auf seine Atmung und seinen Energiefluss. Geben Sie ihm eine Minute zur Gewöhnung an den Kontakt. Ihre Ruhe und Zuversicht werden auf Ihren Partner übergehen. Achten Sie auf Ihr eigenes Energiezentrum – Ihr Hara – und visualisieren Sie während der Behandlung, wie Sie daraus schöpfen.

Vorsichtsmaßnahmen

Arbeiten Sie nur mit Personen, deren allgemeiner Gesundheitszustand gut ist, nicht mit Schwangeren oder akut bzw. ernsthaft Erkrankten. Arbeiten Sie nicht mit roten, heißen, geschwollenen oder schmerzenden Gelenken bzw. Geweben. Geben Sie kein Shiatsu, wenn Sie sich selbst nicht wohl fühlen. Mit vollem Magen sollte Shiatsu weder gegeben noch empfangen werden.

DEHNEN DER WIRBELSÄULE

Zur ersten Rückenbehandlung gehört der gleichzeitige Druck auf die obere und die untere Wirbelsäule. Damit lockert man verspannte Muskeln und öffnet den Blasenmeridian. Der Druck wird gleichmäßig mit beiden Händen verteilt, indem man die Wirbelsäule sanft dehnt und die Kuhle im Kreuz abflacht. Dazu geht man am besten in den offenen Kniesitz, aus dem man sein Hara nach vorne schieben und den nötigen Druck ausüben kann. Der Rücken bleibt gestreckt, Brust und Schultern sind offen.

1 Legen Sie zu Beginn der Sitzung die Hände oben und unten auf die Wirbelsäule des Empfängers. Beugen Sie sich vor, um sanften Druck auszuüben. Achten Sie auf die Atmung Ihres Partners und versuchen Sie, seinen Energiefluss zu spüren. Dadurch wird seine Wirbelsäule sanft gedehnt.

2 Erhöhen Sie mit Ihrem Gewicht den Druck beider Hände. Achten Sie auf die Reaktionen Ihres Partners. Gehen Sie mit einer Hand ganz nach oben bis unter das Schulterblatt und mit der anderen ganz nach unten bis kurz über den Po. Legen Sie wieder Gewicht in beide Hände und arbeiten Sie sich so bis zur Rückenmitte vor.

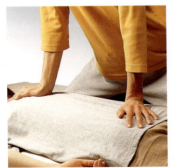
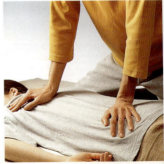

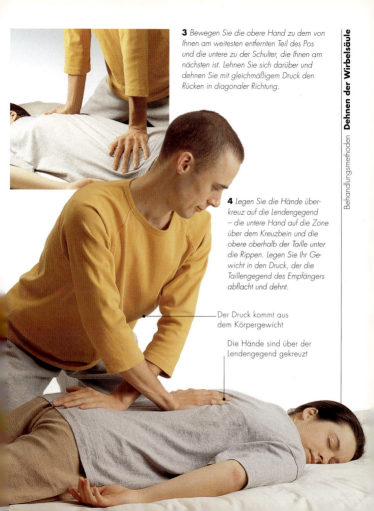

3 Bewegen Sie die obere Hand zu dem von Ihnen am weitesten entfernten Teil des Pos und die untere zu der Schulter, die Ihnen am nächsten ist. Lehnen Sie sich darüber und dehnen Sie mit gleichmäßigem Druck den Rücken in diagonaler Richtung.

4 Legen Sie die Hände überkreuz auf die Lendengegend – die untere Hand auf die Zone über dem Kreuzbein und die obere oberhalb der Taille unter die Rippen. Legen Sie Ihr Gewicht in den Druck, der die Taillengegend des Empfängers abflacht und dehnt.

Der Druck kommt aus dem Körpergewicht

Die Hände sind über der Lendengegend gekreuzt

Behandlungsmethoden **Dehnen der Wirbelsäule**

Arbeit am Blasenmeridian

Jetzt ist der Blasenmeridian geöffnet und kann gezielter bearbeitet werden. Denken Sie daran, dass er ein doppelter Kanal ist, auch wenn Sie jeweils nur auf einer Seite der Wirbelsäule arbeiten. Die innere Linie verläuft dicht an der Wirbelsäule und hat zwölf Tsubos, auch Yu-Punkte genannt, über welche die verschiedenen Organe mit Energie versorgt werden.

Indem Sie den Meridian entlang immer mehr Druck ausüben, regulieren Sie den Energiefluss zu jedem Organ. Dadurch wird das ganze System angekurbelt und die Blasenenergie im ganzen Körper harmonisiert. Machen Sie sich mit der Lage jedes einzelnen Punkts und des von ihm versorgten Organs vertraut. Fragen Sie Ihren Partner, ob ein Punkt besonders empfindlich ist, denn das lässt auf ein Ungleichgewicht des Organs schließen. Mit diesem Wissen können Sie sich seinen individuellen Bedürfnissen anpassen (siehe S. 174–215).

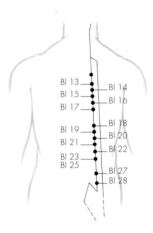

Yu-Punkte des Blasenmeridians
Durch Behandlung der Tsubos auf der inneren Bahn des Meridians kann der Energiefluss zu den Organen beeinflusst werden.

Oben

Im oberen Teil des Rückens – in der Shiatsu-Terminologie die Zone des oberen Erwärmers – liegen die Tsubos für Lunge (Bl 13), Herzkreislauf (Bl 14), Herz (Bl 15), Gouverneursgefäß (Bl 16) und Zwerchfell (Bl 17). Diese Organe sind für die Zirkulation von Blut und Ki durch den ganzen Körper zuständig. Über Bl 17 kann man besonders gut die Blutzirkulation anregen.

Mitte

Im mittleren Teil – der Zone des mittleren Erwärmers – liegen die Tsubos für die Organe, die mit der Verdauung und der Verteilung der Nährstoffe im Körper zu tun haben. Das sind die Leber (Bl 18), die Gallenblase (Bl 19), die Milz (Bl 20), der Magen (Bl 21) und der dreifache Erwärmer (Bl 22).

Unten

Im unteren Teil des Rückens – der Zone des unteren Erwärmers – liegen die Tsubos für die Nieren (Bl 23), den Dickdarm (Bl 25), den Dünndarm (Bl 27), und für die Blase selbst (Bl 28). Diese Organe haben die Aufgaben der Fortpflanzung sowie die der Einlagerung und des Abtransports von Abfallstoffen.

DEN RÜCKEN ABWÄRTS BEARBEITEN

Diesen Teil der Behandlung beginnen Sie in der gleichen Haltung neben Ihrem Partner, in der Sie den letzten Teil beendet haben. Sie wenden dabei verschiedene Arten von Druck an und üben ihn auf beiden Seiten der Wirbelsäule mit unterschiedlichen Stellungen Ihrer Hände aus. Drücken Sie dabei nie direkt auf die Wirbelsäule selbst. Der Druck sollte immer fest, aber nicht zu kräftig sein.

1 Legen Sie eine (obere) Hand zwischen die Wirbelsäule und das von Ihnen abgewandte Schulterblatt und die andere (untere) Hand direkt daneben.

2 Bewegen Sie die untere Hand den Rücken hinunter zur Kreuzbeinregion und üben dabei Druck durch den Handballen aus. Die obere Hand muss ruhig liegen bleiben.

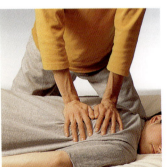
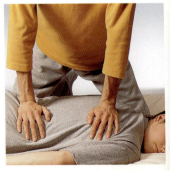

3 Wiederholen Sie jetzt die letzten zwei Schritte auf der Ihnen zugewandten Seite der Wirbelsäule.

4 Üben Sie mit der flachen Unterseite Ihres Ellbogens vorsichtig tiefen Druck um jede Pobacke herum aus.

Unterseite des Ellbogens auf den Pobacken

Die stützende Hand liegt über dem Kreuzbein

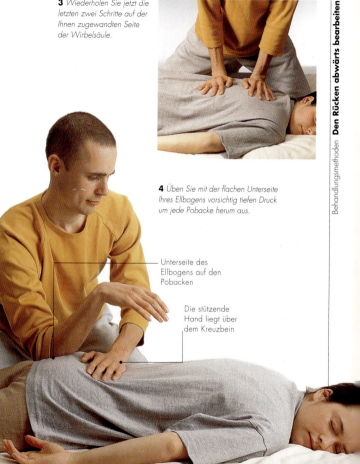

Behandlungsmethoden **Den Rücken abwärts bearbeiten**

Unterer Rücken und Schultern

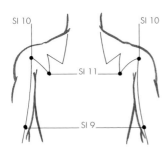

Der Dünndarmmeridian
Die Shiatsu-Behandlung dieses Meridians, der im Zickzack über die Schultern läuft, hilft gegen Schmerzen und Steifheit in diesem Bereich.

Den unteren Rücken bearbeiten Sie aus einer anderen Haltung heraus (Ausfallposition, siehe S. 110). Dabei lehnen Sie sich in das Kreuzbein – eine Zone mit vielen Tsubos auf dem Blasenmeridian.

Unterer Rücken

Druck in dieser Region hilft allen, die unter einer schlechten Haltung und einer sitzenden Lebensweise leiden. Der untere Rückenbereich ist auch der Sitz starker Gefühle, die in einem stressreichen Leben oft angestaut werden und Spannung und Frustration verursachen. Eine Shiatsu-Behandlung dieser Region kann nach der Traditionellen Chinesischen Medizin auch Probleme beheben, die von schlechter Durchblutung der unteren Körperhälfte herrühren. Dazu gehören Krampfadern, Menstruationsbeschwerden und Störungen der Harnwege.

Schultern

Jetzt sind Sie bereit, mit den Schultern zu arbeiten. Hier stoßen Sie auf den Dünndarmmeridian, der zum Teil im Zickzack über die Schulterblätter verläuft. Dieser Meridian trennt Reines von Unreinem und zwar sowohl in der Nahrung als auch in den Flüssigkeiten. Hierbei arbeitet er eng mit den Meridianen der Milz, des Dickdarms und der Blase zusammen. Auf der psychologischen Ebene nimmt er

Informationen entgegen, analysiert sie und sondert die nützlichen von den unwichtigen ab. Arbeit mit diesem Teil des Dünndarmmeridians wirkt sich auf Kopf und Nacken aus, lindert Schmerzen und behebt Steifheit in Nacken und Schultern. Sie hilft auch all jenen, die unentschlossen sind oder deren Urteile oft nicht stichhaltig sind.

Zu diesem Zeitpunkt der Behandlung üben Sie den Druck mit der Handfläche aus. Sie kehren später zu diesen Regionen zurück und bearbeiten sie detaillierter mit den Daumen (S. 112). Jetzt haben Sie den ganzen Rücken mit verschiedenen Handflächentechniken behandelt. Bei starken Spannungen in Rücken und Schultern werden Sie diese Zonen intensiver bearbeiten müssen.

Vorsicht

Seien Sie vorsichtig, wenn der Empfänger Schmerzen im Rücken oder Nacken hat. Bei Schmerzen, Taubheit oder Kribbeln in den Gliedmaßen konsultieren Sie einen Arzt.

UNTERER RÜCKEN UND SCHULTERN

Sie haben bereits eine gute Stellung für die Arbeit am unteren Rücken eingenommen. Gehen Sie in die Ausfallposition, indem Sie sich aus dem halben Kniesitz nach vorne beugen. Ihr kniendes Knie ist neben dem Po Ihres Partners und der Fuß des gehobenen Beins neben seinen Schultern. So können Sie ohne Anstrengung den ganzen Rücken entlang mit Energien arbeiten, ohne an Stabilität zu verlieren. Sie können bei dieser Behandlung starken Druck ausüben, aber achten Sie dabei ständig auf die Reaktionen Ihres Partners. Denken Sie bei den Schultern an den Verlauf des Dünndarmmeridians und behandeln Sie die Tsubos sehr einfühlsam mit den Handflächen.

1 *Aus der Ausfallposition heraus legen Sie beide Hände zu beiden Seiten der Wirbelsäule in die Taille des Empfängers. Verlagern Sie Ihr Gewicht über die Hände und „wandern" Sie damit den Rücken hinunter zum Kreuzbein. Bringen Sie dabei auch Ihr Hara zurück. Üben Sie starken Druck auf das Kreuzbein aus.*

2 *Halten Sie den Druck auf das Kreuzbein als Stütze aufrecht, während Sie sich mit gespreizten Beinen über Ihren Partner stellen und Ihre Arme i m rechten Winkel zum Kreuzbein stehen. Verschränken Sie Ihre Finger und drücken Sie die Handballen zusammen.*

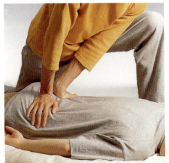
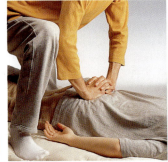

3 Eine Hand bleibt auf dem Rücken liegen, um Kontakt zu halten, während Sie sich mit gespreizten Knien an seinen Kopf setzen. Mit beiden Handflächen üben Sie zwischen den Schultern festen Druck aus.

4 Bewegen Sie Ihre Hände nach und nach auseinander und wenden Sie den Druck über die ganzen Schultern und Schulterblätter hinweg an.

5 Richten Sie sich aus dem Kniesitz auf und wandern Sie mit beiden Handflächen die Seiten des Rückens hinunter. Bewegen Sie dabei Ihr Hara nach vorn und legen Sie den Druck von oben in die Hände.

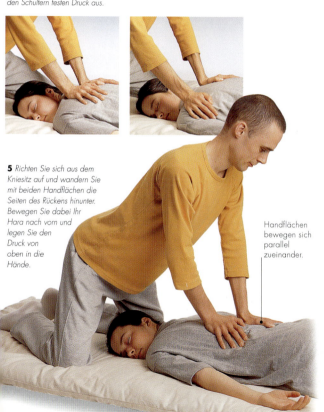

Handflächen bewegen sich parallel zueinander.

Daumentechnik auf dem Rücken

Die meisten Menschen sammeln im Rücken und in den Schultern viel Spannung an und sind dankbar für eine intensivere Behandlung. Vielleicht stellen Sie auch fest, dass einige Yu-Punkte auf dem Blasenmeridian Ihre besondere Aufmerksamkeit brauchen. Dann bearbeiten Sie Blasen- und Dünndarmmeridian mit den Daumen.

Schultern

Fangen Sie diesen Teil der Behandlung mit Rücken und Schultern an. Sie können Ihre letzte Position am Kopf des Empfängers beibehalten. Sorgen Sie dafür, dass sie bequem ist und legen dann beide Hände auf die Schultern Ihres Partners. Entspannen Sie sich, atmen Sie gleichmäßig und stimmen Sie sich auf die Energie des Empfängers ein, bevor Sie weitermachen.

Sie sollten sich mit dem genauen Verlauf des Dünndarmmeridians vertraut machen. Er verläuft über die Schulterblätter, auf denen sich mehrere wichtige Tsubos befinden. Das sind insbesondere SI 9, 10, 11, 12, 13, 14, und 15. Bearbeiten Sie diese Zone gründlich mit den Daumen, wenn Ihr Partner über Schmerzen in Nacken, Schultern oder Armen klagt.

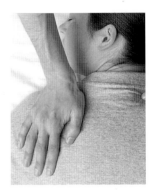

Präzisionsarbeit
Mit den Daumen können Sie auf dem Rücken zahlreiche Tsubos des Blasenmeridians lokalisieren und behandeln.

Wirbelsäule

Dann sind die Zonen auf beiden Seiten der Wirbelsäule an der Reihe. Der innen liegende Zweig des Blasenmeridians läuft etwa eineinhalb Daumenbreiten von der Mittellinie der Wirbelsäule die Muskelrinne hinunter. Auf ihm liegen die Yu-Punkte. Der äußere Zweig liegt etwa drei Daumenbreiten von der Mittellinie entfernt. Nehmen Sie eine Position ein, aus der heraus Sie mit den Daumen in einem 90°-Winkel zum Rücken arbeiten können.

Aus der Position am Kopf können Sie nur die Schulterblätter bequem bearbeiten. Danach müssen Sie sich mit gespreizten Beinen über dem Körper nach vorne arbeiten. Halten Sie beim Stellungswechsel mit einer Hand den Kontakt mit dem Partner. Ein guter Praktiker zeichnet sich dadurch aus, dass er bei diesen unvermeidbaren Unterbrechungen konzentriert in seiner Mitte bleibt. Shiatsu-Erfahrungen und Meditationsübungen helfen dabei.

SCHULTERN UND RÜCKEN

Für diesen Behandlungsteil nehmen Sie die Ausgangsposition am Kopf Ihres Partners ein. Ihre Knie sollten auf Ohrhöhe des Empfängers sein. Wenn Sie mit dem Daumen den Dünndarmmeridian auf einer Schulter bearbeiten, stützen Sie mit der anderen Hand die andere Schulter ab. Danach wechseln Sie die Seiten. Für die gründliche Behandlung des Blasenmeridians brauchen Sie beide Daumen gleichzeitig, denn Sie bearbeiten parallel zu beiden Seiten die Wirbelsäule nach unten.

1 *Arbeiten Sie mit den Daumen vom Nacken über das Schulterblatt den Dünndarmmeridian entlang. Spüren Sie jeden verspannten Knoten auf und massieren Sie ihn.*

2 *Über die Punkte auf der äußeren Schulter über der Achselhöhle kann man besonders gut Probleme in Nacken und Schultern behandeln. Achten Sie darauf, dass Sie es auf beiden Schultern tun.*

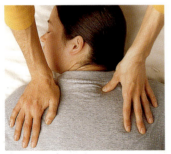
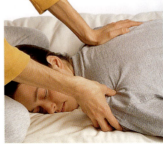

3 Arbeiten Sie mit parallelen Daumen, um den der Wirbelsäule nächstgelegenen Zweig des Blasenmeridians zu behandeln. Drücken Sie mit dem Daumen vom Nacken bis in die Rückenmitte und bearbeiten Sie dann den äußeren Zweig der Muskelscheide zu beiden Seiten.

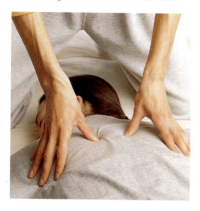

4 Knien Sie sich mit gespreizten Beinen über den unteren Rücken und bearbeiten Sie mit den Daumen beide Zweige des Blasenmeridians vom mittleren bis zum unteren Rücken. Behandeln Sie dann die Region über dem Kreuzbein, in der wichtige Blasen-Tsubos liegen.

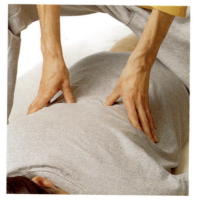

Die Rückseite der Beine

Sie sind jetzt bereit für die Behandlung der unteren Blasen- und Nierenmeridiane, die sich durch die Unterschenkel ziehen. Da beide zum Element Wasser gehören, sind sie eng miteinander verbunden. Auf die Bedeutung des Blasenmeridians wurde bereits eingegangen. Der Nierenmeridian führt Yin-Energie durch den Körper nach oben. Diese Nierenenergie ist eigentlich sehr konstant, kann jedoch bei Menschen erschöpft sein, die beruflich stark gefordert sind. Ein Mangel macht sich im Harntrakt, in den Geschlechtsorganen, durch Rückenschmerzen oder durch Haarausfall bemerkbar. Die Behandlung des Nierenmeridians kann auch bei unharmonischer Lebensweise für mehr Stabilität sorgen und Frauen bei Menstruationsbeschwerden helfen.

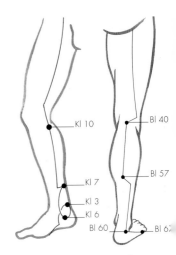

Blasen- und Nierenmeridian
Der Blasenmeridian trägt Yang-Energie durch die Beine nach unten. Der Nierenmeridian trägt Yin-Energie nach oben.

Oberschenkel

Mit der Behandlung beginnen Sie oben an den Oberschenkeln. Sie knien mit leicht gespreizten Beinen so neben den Beinen des Partners, dass Sie bequem mit einer Hand seinen Po und mit der anderen seine Füße erreichen. Eine Hand liegt stützend auf dem Kreuzbein, während Sie den Blasenmeridian auf dem Ihnen nächsten Schenkel mit den Handflächen und dann mit den Daumen behandeln, danach den Nierenmeridian auf der inneren Seite des anderen Schenkels mit der Hand, dann vorsichtig (weil empfindlich) mit den Daumen. Halten Sie den Druck einige Sekunden, atmen Sie tief und verstärken Sie mit Ihrer Hara-Energie die Wirkung.

Unterschenkel

Gehen Sie zum Unterschenkel über und behandeln Sie den Blasenmeridian von der Mitte der Wade zur Außenseite der Fußgelenke erst mit den Handflächen und dann mit den Daumen. Bei Rückenproblemen hilft Druck auf Bl 40 (Tsubo „Stützende Mitte") hinter dem Knie.

Zu dieser Behandlung gehört auch die Arbeit mit den Fußgelenken und Füßen, wo mehrere Tsubos liegen, u. a. Bl 60 (Kon Ron, „Berg") und Bl 67 (Shi Yin, „äußerstes Yin"). Nehmen Sie sich Zeit für diese Tsubos.

Vorsicht

Behandeln Sie keinen Teil des Beins mit Druck, der entzündet, schmerzhaft, geschwollen oder varikös ist. Zu viel Druck auf Krampfadern kann eine Embolie auslösen.

RÜCKSEITE DER BEINE – BEHANDLUNG

Aus der letzten knienden Position heraus halten Sie mit einer Hand Kontakt mit dem Kreuzbein des Partners, während Sie sich neben seinen oberen Oberschenkel bewegen. Mit kniebreit gespreizten Beinen können Sie den Schenkel hinunterarbeiten. Wenn Sie die Behandlung vom Ober- zum Unterschenkel fortsetzen, achten Sie darauf, den Druck anzupassen. In den Oberschenkeln haben die meisten Menschen kräftige Muskeln, während die Rückseite der Knie und die Waden sehr empfindlich sein können. Lassen Sie mit dem Druck entsprechend nach. Auch sollten die Beine Ihres Partners ausreichend unterpolstert sein, damit es ihm nicht weh tut. Führen Sie die Schritte 1 bis 5 erst alle auf einer Körperseite durch, bevor Sie die Seite wechseln.

1 *Eine Hand liegt fest auf dem Kreuzbein und der Ballen der anderen auf der oberen Mitte des Ihnen am nächsten liegenden Oberschenkels. Den Druck üben Sie mit Ihrem Gewicht durch die Arme aus.*

2 *Bewegen Sie Ihre aktive Hand Stück für Stück die Mitte des Oberschenkels hinunter zum Knie und üben Sie dabei festen Druck aus. Nehmen Sie die Energie dazu aus Ihrem Hara, nicht aus den Schultern oder der Rückenmuskulatur.*

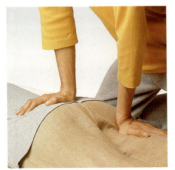
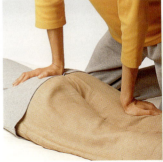

3 Wandern Sie mit der aktiven Hand auf den oberen Oberschenkel des anderen Beins und bearbeiten Sie die Innenseite mit der Handfläche, dann den Nierenmeridian mit dem Daumen.

4 Bearbeiten Sie das Ihnen nächstgelegene Bein nach unten den Blasenmeridian entlang und bedenken Sie, dass er von der Mitte nach außen unterhalb des Wadenmuskels verläuft.

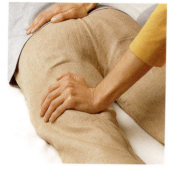

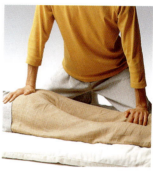

Bearbeitung des Blasenmeridians mit dem Daumen

6 Drücken Sie mit den Fußsohlen die Ihres Partners (siehe mögliche Technik S. 95). Sie können den Druck auch noch mit den Fersen verstärken.

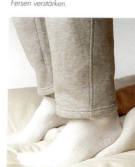

5 Stützen Sie den Fuß mit einer Hand, während Sie mit dem Daumen der anderen den Blasenmeridian auf der äußeren Fußkante drücken. Das wiederholen Sie auf der anderen Seite.

Beinbeugung

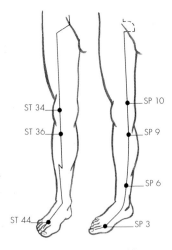

Die vorderen Beinmeridiane
Durch Beugen der Beine kann man den Magenmeridian (links) und den Milzmeridian (rechts) öffnen und den Energiefluss verbessern.

Bisher beschränkte sich die Behandlung auf die Drucktechnik. Jetzt wollen wir uns Dehn- und Drehübungen zuwenden, mit denen man die Beweglichkeit verbessern und Magen- und Milzmeridan „öffnen" kann, um sie auf die Behandlung in der Rückenlage vorzubereiten. Beide Meridiane laufen durch die Leiste und öffnen sich, wenn diese gedehnt wird.

Magen und Milz

Diese Organe sind hauptsächlich mit Nahrung und Ernährung beschäftigt. Der Energiefluss ihrer Meridiane kann bei geistig arbeitenden Menschen zu schwach sein. Wenn sie geöffnet werden, wird die energetische Verbindung des Empfängers mit der Erde verbessert, und er kann sich besser erden. Die Dehnungsübungen auf der nächsten Seite helfen auch bei durch sitzende Lebensweise verursachten steifen Gelenken. Wenn die Energie oder Kraft fehlt, selbst Dehnungsübungen zu machen, wird man diese Art der Körperarbeit zu schätzen wissen.

Erträgliche Grenzen

Shiatsu-Dehnungen sind für den Empfänger entspannend und belebend, aber Sie müssen darauf achten, dass Sie die Grenzen dessen, was für den Partner erträglich und angenehm ist, nicht überschreiten. Es gibt dabei keine Richtlinien, denn die Gelenke jedes Empfängers sind unterschiedlich beweglich. Sie müssen sich langsam herantasten, ohne durch plötzlich erhöhten Druck Verletzungen zu riskieren. Versuchen Sie nie, eine Bewegung zu erzwingen, und seien Sie zum sofortigen Aufhören bereit, wenn Ihr Partner durch Worte, Grimassen oder andere Anzeichen signalisiert, dass seine Grenzen überschritten sind.

Schwere Gliedmaßen zu bewegen, kann anstrengend sein. Halten Sie Ihren Schwerpunkt niedrig, wenn Sie heben und gleichzeitig gleichmäßigen Druck ausüben. So erzielen Sie mit geringer Kraftanstrengung große Wirkung. Arbeiten Sie mit Ihrer Hara-Energie statt mit Muskelkraft. Dann spüren Sie die Reaktion Ihres Partners

Vorsicht

Beugen Sie nur sehr vorsichtig die Beine von Personen, die einmal Knieprobleme hatten. Eine völlige Beugung kann bei Schmerzen oder sogar Schäden verursachen.

BEHANDLUNG: BEINBEUGUNG

Sie arbeiten aus der gleichen Haltung neben dem Partner wie beim vorherigen Behandlungsabschnitt, wenn Sie das Bein auf Ihrer Seite mit einer Hand heben und bewegen. Ihre passive Hand bleibt bei der ganzen Behandlung wie abgebildet auf dem Kreuzbein liegen. Das gibt Stabilität und fixiert die Hüften, wenn Sie die Beine kreisen lassen. Außerdem stellen Sie so eine energetische Verbindung her, durch die der Ki-Fluss verbessert wird.

1 *Umfassen Sie den Fußrist auf Ihrer Seite und heben Sie den Fuß bis über die Pobacke der gleichen Seite. Drücken Sie ihn sanft, aber fest und so weit wie bequem möglich auf den Po.*

2 *Bewegen Sie den Fuß zurück bis über das Knie und drücken Sie ihn sanft nach außen neben den Po auf Ihrer Seite. Dehnen Sie nicht weiter, als es für den Partner bequem ist.*

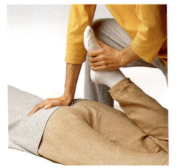
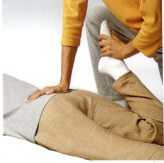

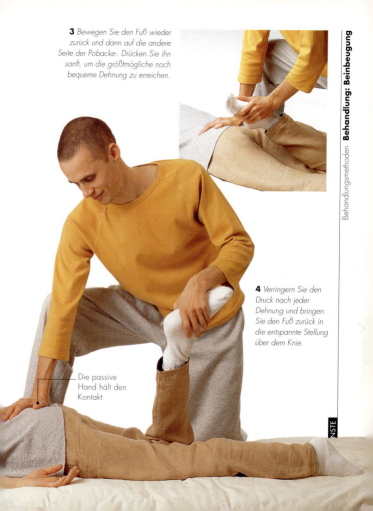

3 Bewegen Sie den Fuß wieder zurück und dann auf die andere Seite der Pobacke-. Drücken Sie ihn sanft, um die größtmögliche noch bequeme Dehnung zu erreichen.

4 Verringern Sie den Druck nach jeder Dehnung und bringen Sie den Fuß zurück in die entspannte Stellung über dem Knie.

Die passive Hand hält den Kontakt

Behandlungsmethoden Behandlung: Beinbeugung

Rückenlage

Nach Abschluss der Behandlung in der Bauchlage gönnen Sie Ihrem Partner und auch sich selbst eine kurze Ruhepause, bevor Sie ihn in der Rückenlage weiterbehandeln. Jetzt liegen seine wichtigsten physischen Gefühlszentren wie Brust und Unterleib vor Ihnen und er kann sich ungeschützt fühlen. Nehmen Sie bei der Wahl Ihrer Stellung darauf Rücksicht und sorgen Sie für sein Wohlbefinden.

Bleiben Sie einen Moment still in Ihrem Hara sitzen, bevor Sie mit der Behandlung beginnen. Nehmen Sie neben Ihrem Partner ihm zugewandt den Seiza-Sitz ein und legen Sie ihm eine Hand über dem Nabel auf den Bauch. Stimmen Sie sich mit entspanntem Arm auf seinen Atemrhythmus ein.

Lunge und Dickdarm

Zuerst behandeln Sie in dieser Lage die Arme, durch die der Lungen- und Dickdarmmeridian fließen, sowie Teile des Herz- und Herzbeutelmeridians. Lungen- und Dickdarmmeridian haben beide mit Vitalität und der Fähigkeit zu tun, die

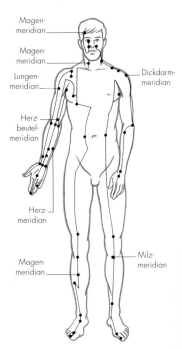

Die Meridiane auf der Vorderseite

In der Rückenlage haben Sie Zugang zu den Meridianen von Lunge, Dickdarm, Milz, Magen, Herz und Herzbeutel.

Grenzen zwischen dem „Selbst" und der „Außenwelt" zu überschreiten. Die Lungen bekommen Ki von außen und verteilen es im Körper. Schwache Lungen führen zu Müdigkeit, Atemlosigkeit, Anfälligkeit für Erkältungen und ganz allgemein zu Problemen der Atemwege.

Der Dickdarm ist mit der Abfallbeseitigung beschäftigt. Ein schwacher Energiefluss in diesem Meridian kann z. B. zu Durchfall, Verstopfung, Erkältungen und Sinusitis führen.

Herz

Der Herzmeridian liegt auf der Arminnenseite. Arbeit an diesem Kanal hilft allen, die Kreislaufprobleme haben und unter Temperaturschwankungen leiden.

Herzbeutel

Dieser Meridian arbeitet eng mit dem Herz zusammen. Die Behandlung seines Energieflusses beruhigt den Geist und lockert Spannungen im Brustkorb. Bei emotionalem Stress und fiebrigen Erkrankungen kann man so für große Erleichterung sorgen.

ARBEIT AN ARMEN UND SCHULTERN

Vor Beginn der Arbeit an Armen und Schultern helfen Sie Ihrem Partner, alle Spannungen loszulassen, welche die Wirkung Ihrer Behandlung beeinträchtigen können. Heben und schütteln Sie sanft den Arm, mit dem Sie arbeiten wollen. Bitten Sie den Partner, ihn ganz locker zu lassen. Wiederholen Sie dies so lange, bis sich sein Arm locker und schlapp anfühlt. Erst dann können Sie die Armmeridiane der Reihe nach behandeln. Es bedarf einiger Erfahrung, diese Meridiane genau zu lokalisieren, aber wenn Sie den Arm wie beschrieben lagern, werden Sie einfacheren Zugang finden.

1 *Legen Sie aus dem halben Kniesitz neben Ihrem Partner die ihm nächste Hand stützend auf die Schulter und heben Sie mit der anderen Hand seinen Arm hoch. Bewegen Sie ihn sanft über seinen Kopf und dann im Kreis an seine Seite – nie weiter, als es bequem möglich ist.*

2 *Legen Sie den Arm in einem Winkel von etwa 45° an seine Seite, die Handfläche nach oben. Bearbeiten Sie ihn von der Schulter bis zum Handgelenk mit der Hanflächentechnik und dann den Lungenmeridian mit dem Daumen.*

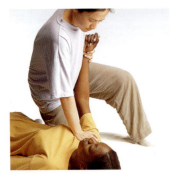
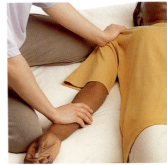

3 Legen Sie den Arm des Empfängers etwas weiter vom Körper weg und bearbeiten Sie den Herzbeutelmeridian auf der Mitte der Arminnenseite (S. 124–125) erst mit der Handfläche und dann mit dem Daumen.

5 Zum Schluss dieser Behandlung dehnen und drücken Sie den Daumen und jeden Finger von der Wurzel bis zur Spitze.

4 Legen Sie den Arm locker über den Kopf Ihres Partners und behandeln Sie mit der Handfläche den Herzmeridian (S. 124–125), der in dieser Position leicht zugänglich ist.

Gesicht, Kopf und Nacken

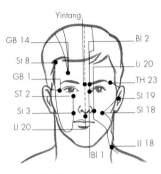

Meridiane im Gesicht
Im Gesicht und im Nacken befinden sich viele Meridiane und Tsubos.

Die Rückenlage ist ideal, um an den Meridianen arbeiten zu können, die durch Gesicht, Kopf und Nacken verlaufen. Der Empfänger kann entspannen und muss den Kopf nicht hochhalten. Der Geber kann sich ganz auf den geeigneten Druck konzentrieren, ohne seine Position ändern zu müssen. Den meisten Empfängern ist diese Behandlung angenehm. Sie eignet sich auch als herrlich beruhigende und energetisierende Minibehandlung, wenn nicht viel Zeit zur Verfügung steht.

Yang-Meridiane

Diese Behandlung beschäftigt sich mit Teilen vieler Meridiane. Dazu gehören alle Yang-Meridiane von Galle, Dünndarm, Dickdarm, dreifacher Erwärmer, Blase und Magen. Einige der Tsubos haben großen Einfluss auf die Sinnesorgane: Bl 1 (Sei Mei, „helles Licht") für Augen und Sicht, TH 21 („Pforte des Ohrs") und SI 19 (Chyo Ku, „Palast des Hörens") für Ohr- und Gehörprobleme sowie LI 20 (Gei Ko, „Willkommener Duft") für Nasenprobleme.

Gouverneursgefäß

Das Gouverneursgefäß ist durch Punkte auf Kopf und Gesicht zugänglich. Es ist einer der beiden Meridiane, welche die Mittellinie des Körpers hinunterlaufen. Der andere ist das Empfängnisgefäß. Im Unterschied zu den anderen Meridianen, die auf jeder Körperseite einen Zweig haben, haben diese beiden nur jeweils einen. Das Gouverneursgefäß verläuft vom unteren Ende der Wirbelsäule über den Kopf. Es ist mit allen Yang-Meridianen verbunden. Die

Behandlung seiner Tsubos auf der Mittellinie des Kopfes und des Gesichts hebt die Stimmung und klärt die Gedanken. Der Tsubo zwischen den Augenbrauen – der Yintang oder „Stempelhalle" – hat eine besonders harmonisierende und beruhigende Wirkung

Arbeitsablauf

Machen Sie sich bei der Behandlung von Gesicht und Kopf keine Sorgen, wenn Sie bei den vielen dicht beieinanderliegenden Meridianen nicht jeden Tsubo genau bestimmen können. Sie erreichen alle, wenn Sie den Knochenkonturen um Stirn und Augenbrauen herum, unter den Wangenknochen und die Kiefer entlang folgen. Mit den Fingerspitzen können Sie sehr präzise den jeweils passenden Druck ausüben.

Shiatsu auf dem Kopf

Im Oberkörper und Kopf kann sich Yang-Ki stauen und Kopfschmerzen, Reizbarkeit, Trockenheit und Wangenröte verursachen. Mit einer Behandlung des Kopfes kann man das gestaute Ki verteilen.

ARBEIT AN GESICHT, KOPF & NACKEN

Nehmen Sie eine Position am Kopf Ihres Partners ein, nachdem Sie ihm ein Kissen zum Abstützen von Kopf und Nacken gegeben haben. Der erste Behandlungsschritt entspannt den Nacken und sorgt für einen reibungslosen Ki-Fluss zwischen Kopf und Körper. Danach legen Sie die Hände sanft auf die Schläfen des Empfängers und vermitteln ihm Ruhe und Sicherheit, bevor Sie mit der Behandlung der Meridiane beginnen.

1 *Betten Sie den Kopf Ihres Partners in Ihre Hände. Ihre Finger liegen auf der Schädelbasis. Heben Sie den Kopf sanft und und ziehen Sie daran, um die Nackengelenke zu „öffnen". Es ist eine kaum wahrnehmbare Bewegung.*

2 *Ihre Hände bleiben unter dem Kopf, wenn Sie ihn jetzt langsam von einer Seite zur anderen drehen, um den Nacken zu lockern und beweglicher zu machen. Diese Bewegung muss sanft und behutsam sein.*

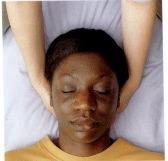
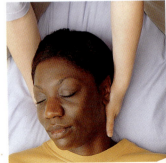

3 *Mit beiden Handballen auf den Schläfen des Partners können Sie mit den Fingerspitzen sanften Druck auf die Meridiane ausüben. Folgen Sie dabei den Gesichtskonturen – wie abgebildet – die Stirn hinunter, um die Augen und Wangenknochen herum bis in die Nasenecken. Bearbeiten Sie die Tsubos nach eigenem Ermessen.*

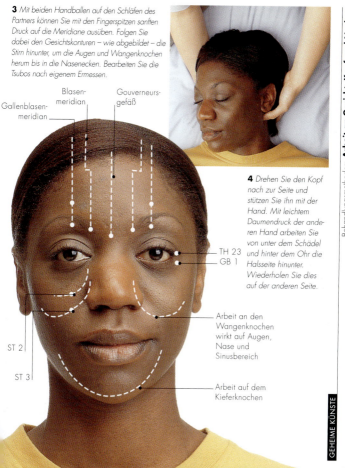

Gallenblasen-meridian

Blasen-meridian

Gouverneurs-gefäß

4 *Drehen Sie den Kopf nach zur Seite und stützen Sie ihn mit der Hand. Mit leichtem Daumendruck der anderen Hand arbeiten Sie von unter dem Schädel und hinter dem Ohr die Halsseite hinunter. Wiederholen Sie dies auf der anderen Seite.*

TH 23
GB 1

Arbeit an den Wangenknochen wirkt auf Augen, Nase und Sinusbereich

ST 2
ST 3

Arbeit auf dem Kieferknochen

Behandlungsmethoden **Arbeit an Gesicht, Kopf und Nacken**

GEHEIME KÜNSTE

Hüften und Beine

Das Ki der Erdmeridiane von Magen und Milz – die für die Verdauung der Nahrung zuständig sind – stärkt die Verbindung zur Erde und stellt die Ernährung sicher. Durch Unsicherheit und unregelmäßiges Essen kann der Fluss der Erdenergie gestört werden, was sich in Verdauungsproblemen und Ängsten auswirkt. Eine Disharmonie in der Milz kann den Menstruationszyklus unterbrechen.

Arbeitsweise und Techniken

Darüber hinaus beschäftigt sich dieser Abschnitt mit der Behandlung des Gallenblasen- und des Lebermeridians. Die Gallenblasenbehandlung tut allen gut, die keine fetten Speisen verdauen können. Die Behandlung beider Kanäle hilft bei Gelenkproblemen, da das mit ihnen verbundene Element Holz auch Sehnen und Bänder beeinflusst. Neben der Handflächen- und Daumentechnik gehören auch Dehnungen und Drehungen dazu. Da die Beine kräftig sind, können sie auch kräftigen Druck vertragen. Milz- und Lebermeridian liegen

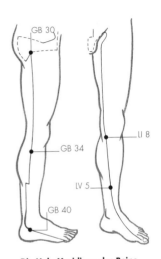

Die Holz-Meridiane des Beins
Der Gallenblasenmeridian (links) und der Lebermeridian (rechts) können gut in der Rückenlage behandelt werden.

jedoch auf der oft sehr empfindlichen Schenkelinnenseite und sollten sanfter behandelt werden. Stimmen Sie sich mit Ihrem Partner ab und seien Sie bereit, Ihre Technik abzuschwächen. Positionieren Sie sich immer stabil und arbeiten Sie aus dem Hara heraus.

Die wichtigsten Tsubos

Bei der Bearbeitung dieser Zonen stoßen Sie auf eine Reihe wichtiger Tsubos. Diese mit Magen und Milz in Verbindung stehenden Punkte werden auf Seite 120 gezeigt.

SP 6, San Yin Ko, „Treffpunkt der drei Yin-Meridiane": wichtig für sexuelle Funktionen und bei Menstruationsproblemen, sollte bei Schwangeren ausgelassen werden.

SP 10, Ketsu Kai, „„Meer von Blut": dämmt starke Blutungen ein.

ST 34, Ryo Kyu, „Auf dem Hügel": hilft bei Magenbeschwerden.

ST 36, Ashi San Ri, „Drei Meilen": stärkt das Immunsystem und hilft bei Müdigkeit.

GB 30, Kan Tshyo, „Springende Achse" hilft bei Hüft- und Ischiasbeschwerden.

GB 34, Yo Ryo Sen, „Yang-Mundquelle": lockert verhärtete Muskeln und Bänder.

LV 5, „Insektengraben": hilft bei emotionalen Problemen.

Vorsicht

Seien Sie vorsichtig bei Personen, in deren Krankengeschichte Hüftprobleme auftauchen oder die Schmerzen haben, wenn sie die Hüften bewegen. Unterlassen Sie diese Übungen ganz bei künstlichen Hüftgelenken.

ARBEIT MIT HÜFTEN UND BEINEN

Zu Beginn dieser Behandlung konzentrieren Sie sich darauf, die Hüftgelenke zu bewegen. Dadurch werden die Meridiane geöffnet, die Hüften und Beine gelockert sowie die Empfänglichkeit der Meridiane und Tsubos für den Shiatsu-Druck erhöht. Zu diesem Behandlungsabschnitt gehört auch die Ellbogentechnik außen auf den Schenkeln. Sie ist für die meisten Empfänger angenehm, aber wenn Ihr Partner schon älter ist oder eine schwache Konstitution hat, sollte man lieber die Handflächentechnik anwenden.

1 *Knien Sie sich neben die Beine des Empfängers, Ihr Gesicht seinem Kopf zugewandt. Stützen Sie mit der äußeren Hand seine Hüfte, heben Sie sein Knie mit der inneren Hand und drehen Sie das Bein sanft im Hüftgelenk in beide Richtungen. Bitten Sie Ihren Partner, sich zu entspannen.*

2 *Stützen Sie das Knie Ihres Partners in der aufgerichteten Stellung, während Sie mit der flachen Ellbogenunterseite des Arms, der vorher die Hüfte gestützt hat, auf der Außenseite des Schenkels Druck ausüben.*

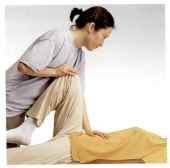
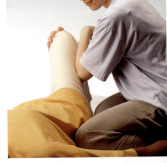

3 Bearbeiten Sie die Vorderseite der Beine mit der Handfläche, während Sie den Bauch des Partners stützen. Dann legen Sie seine Beine so, dass die Fußsohle des einen am Knöchel des anderen liegt.

4 Legen Sie das Knie des Partners auf Ihres. Lassen Sie die Hand auf seinem Bauch liegen, während Sie sanft mit den Daumen die Innenseite des Ober- und Unterschenkels bearbeiten.

5 Legen Sie das Bein Ihres Partners so, dass Ihr Knie an seinem liegt. Legen Sie ein Kissen als Stütze unter das gebeugte Knie. Mit einer Hand auf der gegenüberliegenden Hüfte drücken Sie mit der anderen das gebeugte Knie hinunter und dehnen so die Hüfte. Wiederholen Sie Schritt 1–5 auf der anderen Seite.

Passive Hand stabilisiert die Hüfte

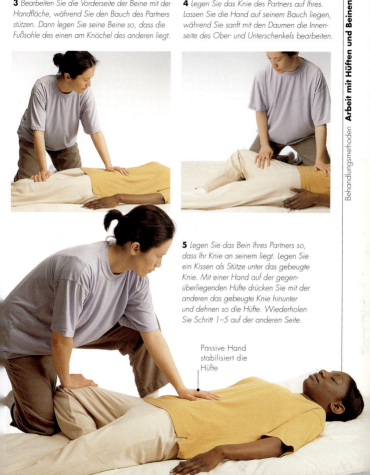

Behandlungsmethoden **Arbeit mit Hüften und Beinen**

Die Füße

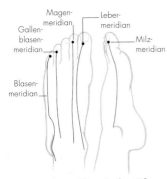

Die Meridiane in den Füßen
Da in den Füßen viele Meridiane und Tsubos sind, ist die Fußbehandlung besonders wirkungsvoll.

Die Füße tragen den ganzen Tag unser Gewicht, nehmen Stress auf und dienen als Stoßdämpfer. Auch stellen sie die Verbindung zur Energie der Erde her, die wir für unsere „Ganzheit" brauchen. Die Shiatsu-Behandlung der Füße ist ein wirkungsvolles und angenehmes Mittel zur Belebung müder Füße und zur Öffnung der durch das Körpergewicht zusammengedrückten Meridiane. Dadurch verbessert sich der Transport der Heilungsenergien durch den Körper nach oben.

Die in den Füßen beginnenden bzw. endenden Kanäle sind auf den oberen und äußeren Flächen die Yang-Meridiane von Blase, Gallenblase und Magen. Auf den inneren und unteren Flächen sind es die Yin-Meridiane von Nieren, Leber und Milz. Die Arbeit an den Yang-Meridianen zieht überflüssige Yang-Energie aus Kopf und Oberkörper nach unten und belebt und wärmt die Füße. Die Arbeit an den Yin-Meridianen öffnet sie für die Erdenergien und regt den Aufwärtsfluss der nährenden, beruhigenden und kühlenden Yin-Energie in die oberen Körperteile an.

Leber

Der Lebermeridian im Fuß hat eine besondere Bedeutung. Nach dem Verzehr von fetten Speisen bzw. Drogen oder Medikamente sowie Alkohol kann man unter einer Disharmonie der Leber leiden, die zu einem Yang-Überschuss im Kopf und damit zu Kopfschmerzen und Übelkeit führen kann. Dieser Überschuss an „Leberfeuer" kann durch Shiatsu-Druck auf den Lebermeridian im Fuß abgebaut werden.

Die wichtigsten Tsubos

Zu den wichtigsten Tsubos in den Füßen gehören:

LV 2, „Zwischenweg": bei Kopfschmerzen, Menstruationsbeschwerden oder Problemen der Harnwege.

LV 3, „Großes Ausgießen": zur Erhöhung der Yin-Energie in der Leber, die Bänder und Sehnen unterstützt und Steifheit behebt.

K 1, Yu Sen, „Hervorströmender Frühling": zur Beruhigung des Yang und Stärkung des Yin, hilft bei Aufregungen aller Art.

ST 44, Nai Tei, „Innerer Garten": wirkt gegen Magensäure, Wundheit von Augen oder Zahnfleisch und hilft bei Zahnschmerzen.

SP 3, „Größere Weiße": bei schlechter Verdauung, Appetitlosigkeit und Durchfall, stärkt den Nacken und die Wirbelsäule.

Empfindlichkeit reduzieren

Viele Menschen sind an den Füßen sehr kitzlig. Bewegen Sie die Füße zuerst, indem Sie die Fußgelenke sanft kreisen lassen, während der jeweilige Fuß auf Ihrem Knie ruht. Umfassen Sie dabei den Fuß mit festem Griff, während die passive Hand die Verbindung zum Empfänger aufrecht erhält.

ARBEIT AN DEN FÜSSEN

Nehmen Sie eine Position auf Fußhöhe neben dem Empfänger ein. Der Seiza-Fersensitz ist für diese Behandlung die beste Stellung. Halten Sie den zu behandelnden Fuß so dicht wie möglich an Ihr Hara. Legen Sie ein Kissen unter das Bein, mit dem Sie gerade arbeiten, und sorgen Sie dafür, dass das Knie locker bleibt. Dies ist die letzte Behandlung in der Rückenlage. Sie ziehen zur Dehnung der Wirbelsäule an den Fersen, damit die bei der Arbeit angeregte Energie frei durch den Körper fließen kann.

1 *Sie knien im Seiza an den Füßen des Empfängers und legen sein Fußgelenk auf Ihr Knie. Halten Sie es mit einer Hand fest, während Sie mit der anderen den Fuß in jede Richtung drehen, bis Sie spüren, dass das Gelenk locker ist.*

2 *Üben Sie festen Druck auf den Fußspann aus, um ihn nach unten zu dehnen. Wenn Sie den Fuß nahe an Ihr Hara halten, können Sie die Wirkung dieser Behandlung noch verstärken.*

3 *Nehmen Sie eine den Füßen zugewandte Position ein. Stützen Sie die Ferse mit einer Hand und bearbeiten Sie den Leber-, Magen- und Gallenblasenmeridian oben auf dem Fuß sanft mit dem Daumen bis zu den Zehen hinunter..*

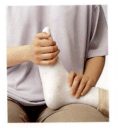
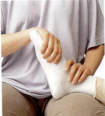
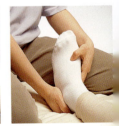

4 Wechseln Sie die Hände, um den Blasenmeridian auf der äußeren Fußkante leichter bearbeiten zu können.

5 Während Sie mit einer Hand das Fußgelenk abstützen, behandeln Sie den Nieren- und Milzmeridian auf der Fußinnenseite mit dem Daumen.

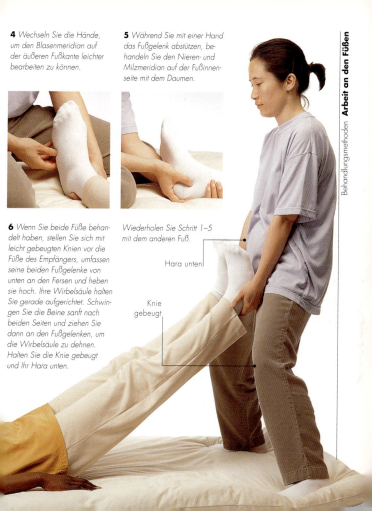

6 Wenn Sie beide Füße behandelt haben, stellen Sie sich mit leicht gebeugten Knien vor die Füße des Empfängers, umfassen seine beiden Fußgelenke von unten an den Fersen und heben sie hoch. Ihre Wirbelsäule halten Sie gerade aufgerichtet. Schwingen Sie die Beine sanft nach beiden Seiten und ziehen Sie dann an den Fußgelenken, um die Wirbelsäule zu dehnen. Halten Sie die Knie gebeugt und Ihr Hara unten.

Wiederholen Sie Schritt 1–5 mit dem anderen Fuß.

Hara unten

Knie gebeugt

Behandlungsmethoden **Arbeit an den Füßen**

Seitenlage

Die eigentliche Shiatsu-Behandlung endet mit der Seitenlage des Empfängers. In dieser Lage hat der Geber guten Zugang zu den Meridianen des dreifachen Erwärmers und der Gallenblase. Auch Teile des Leber- und Herzbeutelmeridians, die bisher ausgelassen wurden, sind jetzt leicht erreichbar.

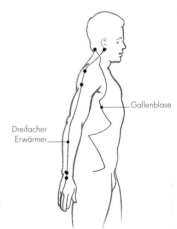

Meridiane auf der Seite
In der Seitenlage sind vor allem die Meridiane der Gallenblase und des dreifachen Erwärmers zugänglich.

Dreifacher Erwärmer

Der dreifache Erwärmer verteilt Energie in die Bereiche des oberen, mittleren und unteren Erwärmers und harmonisiert die dortigen Organe. Hauptsächlich ist dieses „Organ" mit der Verarbeitung und dem Transport von Flüssigkeiten beschäftigt. Im oberen Erwärmer werden sie verdunstet, der mittlere transportiert die nährenden Flüssigkeiten durch den Körper und der untere verarbeitet den flüssigen Abfall und scheidet ihn aus. Wegen dieses Umgangs mit Flüssigkeiten besteht auch eine enge Verbindung zum Nierenmeridian. Seine Abwehrrolle bei Krankheitseinflüssen von außen, wie Erkältungen und Infektionen, macht den dreifachen Erwärmer zum starken Verbündeten des Immunsystems. Shiatsu regt den gesunden Energiefluss von den Nieren durch alle Systeme an und vermittelt ein Gefühl von Wärme und Wohlbefinden.

Gallenblase

Die Gallenblase spielt eine Schlüsselrolle bei der Verdauung und bei zielgerichteten mentalen Aktivitäten. Sie arbeitet eng mit der Leber zusammen. Störungen dieser Meridiane führen zu Magenverstimmungen, Steifheit von Gelenken und Muskeln, Frustration und Unschlüssigkeit. Die Behandlung steigert die geistige Wendigkeit, die Kreativität und die physiologischen Funktionen.

Herzbeutel (Perikard)

Die Arbeit am Herzbeutelmeridian tut Herz und Kreislauf gut. Sie wirkt sich auch mental und emotional aus, hilft bei Schüchternheit und Vorsicht.

Der Empfänger liegt bequem, das obere Bein ist leicht gebeugt und liegt vor dem anderen. Legen Sie ihm ein Kissen unter den Kopf, ein weiteres unter Knie und Schenkel des gebeugten Beins. In kniender oder halbkniender Stellung sind die Dehnungen einfach. Beenden Sie die ganze Behandlung (S. 142–159) auf einer Seite, bevor Ihr Partner sich auf die andere dreht.

SCHULTER- & ARMDREHUNGEN

Zuerst wird das Schultergelenk bewegt, um die durch hindurchlaufenden Meridiane zu öffnen und um den Energiefluss zwischen Arm und Körper zu erleichtern. Eine Dehnung des Arms nach unten und nach vorne entspannt und öffnet die Schulterregion. Die Dehnungen werden nur langsam verstärkt, wobei der Geber aus seinem Hara heraus arbeitet und auf jedes Anzeichen von Unbehagen beim Partner achtet. Da die Schulter ein sehr komplexes Gelenk ist, spielt die unterstützende Hand eine wichtige Rolle.

1 Stützen Sie die Schulter vorne mit der Hand ab, die dem Partner am nächsten ist. Legen Sie ihm die andere Hand auf den Rücken über das Schulterblatt.

2 Halten Sie die Schulter mit beiden Händen fest und kreisen Sie ein paar Mal in jede Richtung. Nutzen Sie dafür die Bewegung aus dem Hara und nicht nur die der Arme.

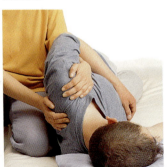
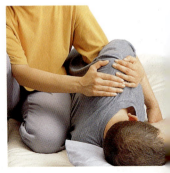

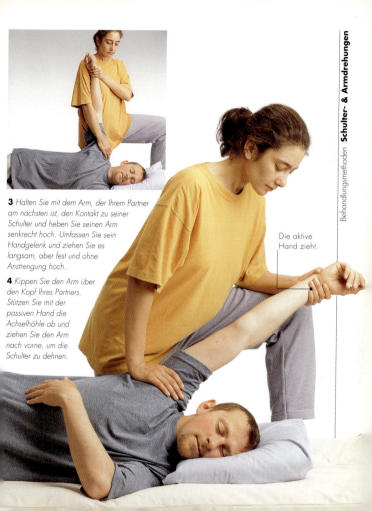

3 Halten Sie mit dem Arm, der Ihrem Partner am nächsten ist, den Kontakt zu seiner Schulter und heben Sie seinen Arm senkrecht hoch. Umfassen Sie sein Handgelenk und ziehen Sie es langsam, aber fest und ohne Anstrengung hoch..

4 Kippen Sie den Arm über den Kopf Ihres Partners. Stützen Sie mit der passiven Hand die Achselhöhle ab und ziehen Sie den Arm nach vorne, um die Schulter zu dehnen.

Die aktive Hand zieht.

Behandlungsmethoden **Schulter- & Armdrehungen**

Die Seite des Kopfes

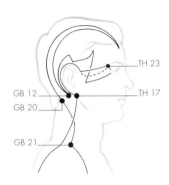

**Meridiane auf der
Seite des Kopfes**
*Die Wege des Gallenblasenmeridians
und des dreifachen-Erwärmers auf der
Kopfseite sind sehr komplex.*

Nach der Behandlung von Gesicht und Kopf in der Rückenlage werden in der Seitenlage weitere Meridiane und Tsubos zugänglich. Dazu gehören die Yang-Meridiane des dreifachen Erwärmers und der Gallenblase auf der Seite des Kopfes und des Nackens

Einige der Tsubos liegen in leicht gezackten Linien auf den Schädelknochen, die man gut erspüren kann. Über diese Punkte kann man nicht nur auf den Energiefluss ihrer Meridiane einwirken. Einige üben eine wichtige regulierende Wirkung auf die Sinnesorgane sowie auf Nacken- und Kieferprobleme aus.

Arbeit am Kopf

Zuerst werden auf der Seite des Kopfes die Meridiane des dreifachen Erwärmers und der Gallenblase mit der Handflächentechnik geöffnet. Der Druck sollte sanft und gleichmäßig über die Handflächen verteilt sein. Nehmen Sie sich die Zeit, sich auf den Energiefluss durch diese Meridiane einzustimmen, bevor Sie Ihre Position ändern. Wenn die Kanäle offen und aufnahmefähig sind, können Sie mit den Daumen an der Schädelbasis den Gallenblasenmeridian bearbeiten, der seitlich in Zickzacklinien von der Schädelbasis bis zur Augenbraue und zurück verläuft, sowie den Meridian des dreifachen Erwärmers, der um das Ohr herum über die Augenbraue verläuft. Achten Sie darauf, dass Sie dabei den Hinterkopf des Partners gut mit der passiven Hand abstützen. Die Wirkung von Shiatsu am Kopf ist besonders groß, weil jede Disharmonie zwischen den Yin- und Yang-Energien im Körper ausgeglichen werden. Yang-Ki sammelt sich im Kopf und im oberen Körper und verursacht Kopfschmerzen, Gereiztheit, Trockenheit in Mund, Nase und Hals sowie gerötete Wangen. Die Shiatsu-Arbeit am Kopf verteilt jedes überflüssige Yang-Ki.

Die wichtigsten Tsubos

Die wichtigsten Tsubos, denen Sie bei dieser Behandlung begegnen:

GB 21, Ken Sei, „Brunnen in der Schulter": lockert Verspannungen in Nacken, Kopf und Schultern. Lassen Sie diesen Punkt bei schwangeren Empfängerinnen aus.

GB 20, Fu Tshi, „Teich des Windes": gegen alle Arten von Kopfschmerzen, Augen- und Ohrenprobleme sowie Stauungen in den Nasen- und Nebenhöhlen.

GB 12, „Endknochen": bei einseitigen Kopfschmerzen und Schlaflosigkeit.

TH 17, „Schutzschild gegen Wind": bei Ohrenschmerzen, besonders wenn sie durch kalte Luft verursacht wurden.

ARBEIT AUF DER SEITE DES KOPFES

In der Kopfseite liegen mehrere wichtige Blutgefäße und Nerven, über die man Zugang zu den Meridianen des dreifachen Erwärmers und der Gallenblase bekommt. Für diese Behandlung wird nur sanfter Druck mit der flachen Daumenkuppe ausgeübt. Um den Schädel herum kann der Druck stärker werden, aber nur wenn es für den Empfänger angenehm ist. Mit der passiven Hand wird Halt gegeben und ständiger Kontakt gehalten.

1 Wenn Ihr Partner auf der Seite liegt, umschließen Sie mit den Händen Stirn und Seite seines Kopfes. Bleiben Sie eine kleine Weile in dieser Haltung und stimmen Sie sich in seinen Energiezustand ein.

2 Nehmen Sie eine seinem Kopf zugewandte Stellung hinter Ihrem Partner ein. Eine Hand stützt seinen Hinterkopf, mit der anderen Handfläche bearbeiten Sie Stirn, Schläfe und oberen Kieferbereich. Dann drücken Sie mit dem Daumen sanft die hier zugänglichen Meridiane (S. 144).

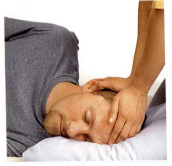
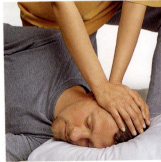

3 Stützen Sie die Stirn mit einer Hand ab, währen Sie mit dem Daumen der anderen Hand die Meridiane hinter dem Ohr und an der Schädelbasis bearbeiten.

4 Wandern Sie mit der stützenden Hand zur Schulter und öffnen Sie mit Druck die Nackenregion. Mit der flachen Daumenkuppe der anderen Hand bearbeiten Sie den Gallenblasenmeridian auf der Halsseite. Er liegt hinter dem Muskel, der neben dem Ohr vom Schädel nach unten verläuft.

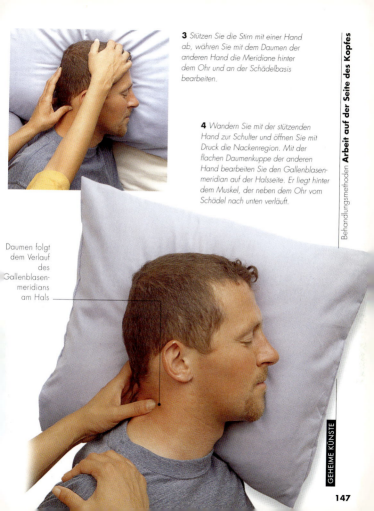

Daumen folgt dem Verlauf des Gallenblasenmeridians am Hals

Behandlungsmethoden **Arbeit auf der Seite des Kopfes**

GEHEIME KÜNSTE

Arm- und Handaußenseite

Mit dem nächsten Schritt befassen Sie sich mit den Yang-Meridianen auf der äußeren Seite des Arms: Dünndarm, Dickdarm und dreifacher Erwärmer. Sie sind schwer auseinanderzuhalten, aber mit der Handflächentechnik erreicht man sie alle und kann sich dann detaillierter mit der Hand befassen, um Gesichts- und Kieferprobleme sowie die Sinnesorgane zu behandeln. Am leichtesten ist der dreifache Erwärmer zu erreichen, der in der Mitte des Armaußenseite zwischen den anderen verläuft. Mit der Daumentechnik kann man Arm und Schulter positiv beeinflussen und Schmerzen in Muskeln und Bändern lindern.

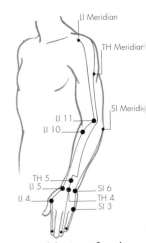

Meridiane auf der Armaußenseite
Durch die Meridiane des Dünndarms, des dreifachen Erwärmers und des Dickdarms fließen Yang-Energien zum Kopf.

Dünndarm

Sie haben diesen Meridian schon auf dem Schulterblatt bearbeitet. Auf dem Arm werden Angst und Unruhe aufgelöst.

Dreifacher Erwärmer

Sein Meridian hat die Aufgabe (wie auf S. 140 beschrieben), den Energiefluss zwischen dem oberen und unteren Teil des Körpers zu harmonisieren. Eine Behandlung ist besonders wichtig, wenn das Nieren-Ki des Empfängers erschöpft ist. Arbeit an diesem Teil des Kanals hilft bei Arm- und Schulterschmerzen sowie bei Kopf-, Ohren-, Augen-, Verdauungs- und Harnwegsproblemen.

Die wichtigsten Tsubos

Zu den wichtigsten Tsubos gehören hier:

SI 3, Go Kei, „Hintere Furche": zur Stärkung der Wirbelsäule, Entspannung der Muskeln und Erhellung des Geistes.

TH 5, „Äußeres Passtor": bei fiebrigen Erkrankungen, Schweißausbrüchen und Frösteln sowie bei Ohren- und Kopfschmerzen und geschwollenen Drüsen.

TH 4, „Yang-Teich": zur allgemeinen Anregung des Ki-Flusses, auch bei Schmerzen im Handgelenk.

LI 11, Kyoku Tshi, „Der See der Kraft an der Ecke": zur Fiebersenkung und bei Hautirritationen.

LI 5, „Yang-Bach": bei Schmerzen in Handgelenk oder Daumen.

LI 4, Go Koku, „Bergen begegnen": bei Kopf-, Kiefer- oder Zahnschmerzen, stärkt ganz allgemein das Yang-Ki und hilft bei Erkältungen. Da er die Gebärmutter zusammenziehen kann, sollte dieser Tsubo nicht bei Schwangerschaft behandelt werden.

ARM- & HANDAUSSENSEITE

Zu dieser Behandlung gehören die Handflächen- und Daumentechnik sowie Dehnungen und Drehungen. Bevor Sie beginnen, müssen die Arme des Empfängers entspannt sein. Schütteln Sie sie darum zur Lockerung leicht aus. Dann legen Sie den zu behandelnden Arm auf die Seite des Körpers und stabilisieren mit Ihrer passiven Hand die Schulter. Mit den Schenkeln geben Sie zusätzlichen Halt. In den Händen und Fingern liegen die Endpunkte der Meridiane sowie einige sehr kraftvolle Tsubos.

1 *Halten Sie mit der passiven Hand auf seiner Schulter Kontakt mit dem Empfänger. Bearbeiten Sie mit der Handflächentechnik von der Schulter bis zum Handgelenk die Außenseite des Arms. Sorgen Sie mit leicht gekrümmter Hand für eine maximale Kontaktfläche.*

2 *Aus der gleichen Stellung bearbeiten Sie mit der Daumentechnik von der Schulter bis zum vierten Finger den Meridian des dreifachen Erwärmers und dann vom äußeren Ellbogenknick den Dickdarmmeridian (S. 148). Drücken Sie jeden Tsubo, den Sie spüren.*

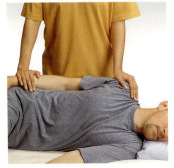
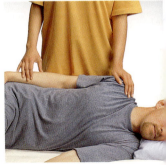

3 *Halten Sie den Arm über dem Handgelenk fest und drehen Sie die Hand des Empfängers mit Ihrer aktiven Hand mehrmals in jede Richtung, um das Gelenk zu lockern und die Kanäle zu öffnen.*

4 *Während die passive Hand weiter stützt und den Kontakt hält, drücken Sie mit Daumen und Finger die Fingerzwischenräume.*

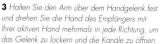

Behandlungsmethoden Arm- und Handaußenseiten

5 *Beenden Sie diese Behandlung in der Seitenlage mit der Dehnung der Finger und des Daumens. Halten Sie das Handgelenk mit einer Hand fest, während Sie erst das unterste, dann die anderen Fingerglieder zwischen Daumen und Zeigefinger nehmen.*

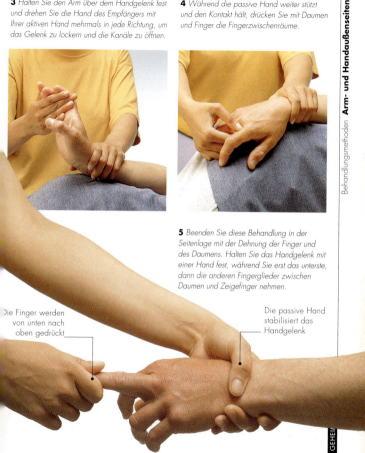

Die Finger werden von unten nach oben gedrückt

Die passive Hand stabilisiert das Handgelenk

Seitendehnung

In der Seitenlage haben Sie guten Zugang zum Gallenblasenmeridian, der im Zickzack den Torso hinunter verläuft, und zu einem kurzen Stück des Lebermeridians, der in der seitlichen Taillenregion an die Oberfläche kommt.

Gallenblase und Leber

Wenn die Seiten des Körpers gedehnt werden, öffnet das die Meridiane der Gallenblase und der Leber, wodurch der Ki-Fluss im Brustkorb und im Bauch ganz allgemein verbessert wird. Auch wird die Wirkung der Arbeit verstärkt, die bereits in den Füßen an diesen Meridianen geleistet wurde (S. 136). Der Empfänger sollte sich in der Taille, im Unterleib und im Rücken angenehm entspannt fühlen.

Alle Dehnungen, besonders aber die der Körperseite, verbessern den Fluss der Holz-Energie, die Quelle der Kreativität und physischer sowie geistiger Flexibilität. Dieses mit Wachstum und Kindheit verbundene Element verstärkt diese Energien und gibt neue Lebenskraft.

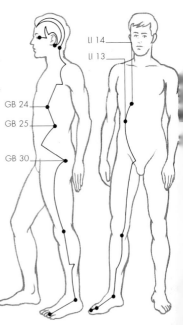

Die Meridiane auf der Körperseite
Seitendehnungen verbessern den Ki-Fluss durch den Gallenblasenmeridian (links) und den Lebermeridian (rechts).

Positiver Druck

Den Handkontakt auf den Körperseiten empfinden manche Menschen als kitzelnd. Dem können Sie entgegenwirken, indem Sie den Druck positiv und entschieden anwenden. Nur wenn Ihre Berührung unsicher oder zu vorsichtig ist, kitzelt sie. Geben Sie dem Partner Gelegenheit, sich an Ihre Berührung zu gewöhnen, bevor Sie ihn weiter behandeln. Wenden Sie ausschließlich die Handflächentechnik oder das Drachenmaul an, bei dem die Fläche mit Daumen und Zeigefinger bearbeitet wird (S. 81). Bitten Sie den Empfänger, während der ganzen Behandlung möglichst ruhig und und regelmäßig zu atmen. Versuchen Sie, Ihr Hara auf die Zone zu richten, die Sie bearbeiten. Dabei hilft eine aufrechte oder halb kniende Position.

Drachenmaul

Diese Technik ist ideal, um auf gewölbten Flächen wie der Seite des Körpers und der Arme Druck auszuüben (S. 81).

ARBEIT AUF DEN KÖRPERSEITEN

Vergewissern Sie sich, dass Ihr Partner mit dem oberen Bein vor dem unteren stabil und bequem auf der Seite liegt. Bitten Sie ihn, beide Arme in eine für ihn angenehme Stellung vor sich über den Kopf zu strecken. So wird eine entspannte, aber dennoch feste Dehnung der Taillengegend erreicht, die bei normalen Bewegungen selten stattfindet. Geben Sie Ihrem Partner und auch sich selbst Zeit zu erspüren, wie das Ki nun frei durch die seitlichen Meridiane fließt. Für manche Menschen sind Handflächenbehandlungen an dieser Stelle unerträglich kitzelnd. Dann müssen Sie darauf verzichten.

1 *Knien Sie sich mit leicht gespreizten Beinen aufrecht neben die Taille des Empfängers. Kreuzen Sie die Arme und legen Sie die eine Hand oberhalb der Hüfte und die andere oberhalb der Taille auf seine Seite. Lehnen Sie sich aus Ihrem Hara hinein und dehnen Sie die Taille auseinander.*

2 *Sie können als Alternative zu 1. auch mit der Unterseite Ihrer Unterarme arbeiten, wenn Sie sie ober- und unterhalb der Taille einsetzen. Auch hierbei verstärken Sie die Wirkung, wenn Sie sich aus Ihrem Hara heraus vorbeugen und die Unterarme auseinanderdrücken. Versuchen Sie die Dehnung in verschiedenen Positionen.*

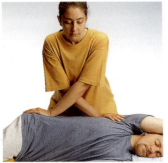
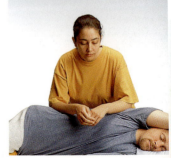

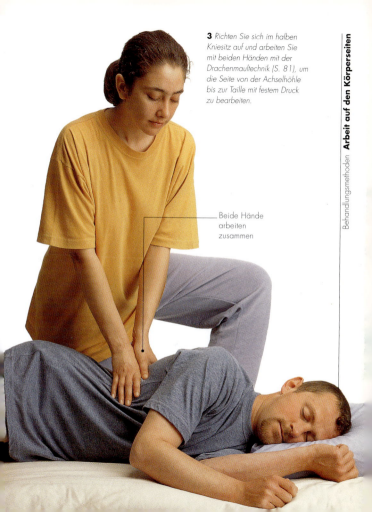

3 Richten Sie sich im halben Kniesitz auf und arbeiten Sie mit beiden Händen mit der Drachenmaultechnik (S. 81), um die Seite von der Achselhöhle bis zur Taille mit festem Druck zu bearbeiten.

Beide Hände arbeiten zusammen

Meridiane in den Beinen

Nun werden in der Seitenlage diejenigen Meridiane behandelt, die auf den Außen- und Innenseiten der Beine liegen. Außen liegt der Gallenblasenmeridian, ein Yang-Meridian des Elements Holz, das mit den Bändern und Sehnen im ganzen Körper verbunden ist.

Der Gallenblasenmeridian hat im Bein mehrere Tsubos, die für Gelenke und Muskeln wichtig sind – sowohl bei allgemeinen Beschwerden als auch bei bestimmten Muskelverhärtungen. Von einer Behandlung dieses Meridians profitieren daher besonders Sportler und an Arthritis Erkrankte.

Yin-Meridiane

Die Arbeit am Gallenblasenmeridian wird ausgeglichen durch die Arbeit an den Yin-Meridianen auf den Beininnenseiten. Der Lebermeridian (Yin, Element Holz) liegt zwischen den Meridianen der Nieren und der Milz. Zu seinen vielseitigen Aufgaben gehören vor allem

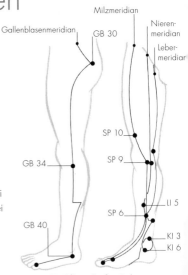

Meridiane in den Beinen
Die Arbeit am Yang-Meridian der Gallenblase (links) wird ausgeglichen durch die Behandlung der Yin-Meridiane der Leber, der Milz und der Nieren (S. 132).

die Speicherung von Blut, die Versorgung der Muskeln und die Regulierung der Körperzyklen wie der Menstruation. Die Behandlung dieses Meridians verbessert auch die Muskel- und Gelenkfunktionen. Der Nierenmeridian auf der hinteren Beininnenseite ist für die allgemeine körperliche Stärke von Bedeutung und er unterstützt die Arbeit aller anderen Organe.

Der Milzmeridian liegt am weitesten vorn. Durch die Arbeit daran wird der Fluss der Milz-Energie verbessert, die eine harmonisierende Wirkung auf den ganzen Körper hat. Außerdem hilft sie bei schwachen Muskeln, aufgeblähtem Bauch und starken Blutungen.

Damit haben Sie eine ganze Shiatsu-Behandlung absolviert. Im nächsten Kapitel geht es um die Arbeit, die Sie bei einem sitzenden Partner leisten können. Wenn dies nicht in Frage kommt, beenden Sie die Sitzung an dieser Stelle (S. 172–173).

Vorsicht bei Schwangerschaft

Die Yin-Meridiane auf den Beininnenseiten können einen starken Einfluss auf den Uterus haben. Behandeln Sie sie nicht bei Schwangeren.

ARBEIT AN DEN BEINEN

Beugen Sie das Knie des oben liegenden Beins und legen Sie es auf ein Kissen vor das untere Bein, damit die Hüfte des Empfängers etwas nach vorne geneigt ist. Vergewissern Sie sich, dass er entspannt ist und bequem liegt. Auf den Hüften und der Schenkelaußenseite können Sie mit dem Ellbogen relativ starken Druck ausüben. Wenn der Empfänger jedoch einen eher schwachen Körperbau hat, wenden Sie besser eine sanftere Technik mit leichterem Ellbogen- oder Handflächendruck an. Die Innenseite der Beine ist bei den meisten Menschen eher empfindlich. Achten Sie dort besonders auf die Reaktionen des Partners und passen Sie den Druck seinem Empfinden an.

1 *Mit einer Hand stützen Sie die Hüfte, während Sie mit der Unterseite des Ellbogens in die Pomuskeln hinter dem Hüftknochen drücken. Achten Sie auf die Reaktionen Ihres Partners, wenn Sie den Druck langsam erhöhen.*

2 *Arbeiten Sie mit unterschiedlich starkem Druck auf dem Po des Empfängers und achten Sie darauf, dass Sie sich immer aus Ihrem Hara heraus hineinlehnen und nicht mit Schulterkraft arbeiten.*

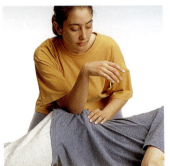
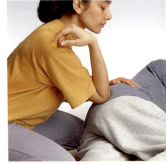

3 Setzen Sie den Ellbogen weiter an der Schenkelaußenseite ein. Positionieren Sie sich so dicht wie möglich neben die zu behandelnde Fläche.

4 Passen Sie Ihre Stellung an, wenn Sie erst mit Hand, dann mit dem Daumen den äußeren Unterschenkel vom Knie bis zum Fußgelenk bearbeiten. Achten Sie auf die Tsubos.

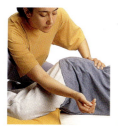

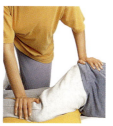

5 Bearbeiten Sie danach mit dem Daumen den Fuß und den Zwischenraum zwischen viertem und fünftem Zeh, wo die letzten Punkte des Gallenblasenmeridians liegen.

6 Mit der nach außen gedrehten, aktiven Handfläche bearbeiten Sie die Innenseite des Beins vom Schenkel bis zum Knöchel.

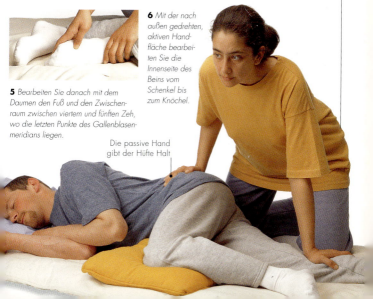

Die passive Hand gibt der Hüfte Halt

Behandlungsmethoden **Arbeit an den Beinen**

Sitzende Position

Für viele – besonders für Ältere – ist es angenehmer, Shiatsu im Sitzen zu erhalten. Manchen fällt es wegen Gelenkproblemen oder Arthritis schwer, sich auf den Boden zu legen, bzw. anschließend wieder aufzustehen. Oft ist es auch für Asthmatiker in einer aufrechten Haltung einfacher, tief und regelmäßig zu atmen.

Verschiedene Position

Zu den Sitzpositionen gehören auch diejenigen auf dem Boden – auf den Knien oder mit überkreuzten Beinen – und natürlich der aufrechte Sitz auf einem Stuhl. Auf den nächsten Seiten werden einige gezeigt. Der Geber der Behandlung sollte bei der Wahl immer folgende Faktoren berücksichtigen: Gelenkigkeit und Stärke des Empfängers, welche Körperflächen zu bearbeiten sind, in welchen Positionen der erforderliche Druck am besten ausgeübt werden kann und wie man dem Empfänger den bestmöglichen Halt gibt. Wenn diese grundsätzlichen Fragen beantwortet sind, kann man

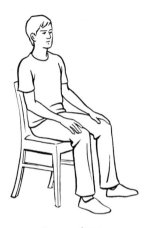

Bequem sitzen
Die sitzende Position ist bei Shiatsu immer dann angebracht, wenn die Arbeit auf dem Boden nicht in Frage kommt.

verschiedene Positionen in der Praxis ausprobieren, um jederzeit individuell helfen zu können.

Meridiane erreichen

In diesem Kapitel lernen Sie, wie man Hals, Schultern, und Rücken des sitzenden Partners wirkungsvoll behandeln kann. Dies sind nicht die einzigen Meridiane, denen man in dieser Position Shiatsu geben kann. Bei dem auf einem Stuhl sitzenden Empfänger haben Sie leichten Zugang zu seinen Füßen und Unterschenkeln. Die Meridiane in den Händen und Armen sind in jeder der vorgeschlagenen Sitzpositionen erreichbar.

Die große Anpassungsfähigkeit dieser Therapieform ist einer ihrer großen Vorteile. Mit zunehmender Erfahrung werden Sie Ihre eigenen Behandlungsmethoden der verschiedenen Meridiane entwickeln. Wenn Sie erst einmal die Grundtechnik beherrschen, experimentieren Sie mit verschiedenen Stellungen, um sich Ihr eigenes Urteil zu bilden und um ein breites Angebot bereit zu halten.

Shiatsu am Arbeitsplatz

Wenn Sie am Arbeitsplatz Shiatsu geben, ist der Fußboden ungeeignet und die sitzende Position sicher die beste Alternative. Sie können so überraschend viele Meridiane erreichen.

WEITERE SITZENDE POSITIONEN

Denken Sie bei der Wahl der geeigneten Sitzposition daran, dass Shiatsu nicht die volle Wirkung zeigen kann, wenn der Empfänger verspannt ist oder unbequem sitzt. Dadurch würde der freie Ki-Fluss behindert. Geben Sie mit Kissen zusätzlichen Halt und passen Sie Ihre Methode immer den Bedürfnissen Ihres Partners an. Wenn Sie sich für den Knie- oder Schneidersitz entscheiden, geben Sie ihm Gelegenheit sich gründlich zu strecken, sobald die Beine steif oder taub werden.

Kniesitz
Bei dieser Position haben Sie vollen Zugang zu Rücken und Schultern. Manche empfinden diesen Sitz jedoch an den Knien als unangenehm. Da kann ein Kissen Abhilfe schaffen.

Schneidersitz
Für einige ist dieser Sitz entspannend und Sie haben vollen Zugang zu Rücken und Schultern. Außerdem sitzt der Empfänger stabil. Für andere ist dies jedoch wiederum keine bequeme Lösung.

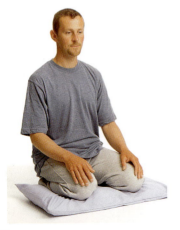
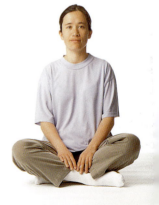

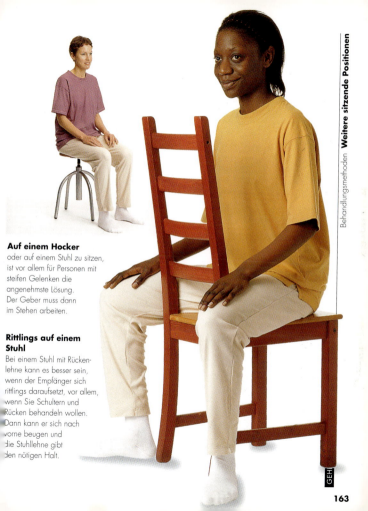

Auf einem Hocker
oder auf einem Stuhl zu sitzen, ist vor allem für Personen mit steifen Gelenken die angenehmste Lösung. Der Geber muss dann im Stehen arbeiten.

Rittlings auf einem Stuhl
Bei einem Stuhl mit Rückenlehne kann es besser sein, wenn der Empfänger sich rittlings daraufsetzt, vor allem, wenn Sie Schultern und Rücken behandeln wollen. Dann kann er sich nach vorne beugen und die Stuhllehne gibt den nötigen Halt.

Arbeit an Rücken und Schultern im Sitzen

Diese Behandlung hilft bei Schmerzen und Steifheit in Nacken, Rücken und Schultern. Sie kann schnelle Hilfe am Arbeitsplatz leisten oder Teil einer ganzen Shiatsu-Behandlung sein. Die über die Schulter verlaufenden Yang-Kanäle von Gallenblase, dreifachem Erwärmer und Dünndarm können wirkungsvoll bearbeitet werden, sodass das Yang-Ki besser fließt und alle durch im Kopf angestaute Energien verursachten Symptome beheben kann. Drücken Sie bei Schwangeren nie zu fest von oben auf die Schultern. Das könnte u. U. eine Fehlgeburt auslösen!

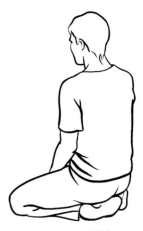

Bevorzugte Position
Bei dieser Behandlung sitzt der Empfänger am besten im Knie- oder Schneidersitz. Geben Sie ihm dafür ein Kissen.

Techniken

In dieser Position wenden Sie vor allem den stumpfen Druck von Handflächen und Ellbogen an, um durch leichtes Dehnen der breiten Rückenmuskulatur Verspannungen zu lösen. Wenn Sie möchten, können Sie auch einige Kanäle mit dem Daumen bearbeiten.

GB 21 oben auf der Mitte der Schulter ist ein wichtiger Punkt, über den man den Abwärtsfluss des Yang-Ki verbessern und damit Verspannungen in Hals und Schultern lösen kann. Bearbeiten Sie ihn nicht während einer Schwanger schaft! Wenden Sie in dieser Region die Daumentechnik im rechten Winkel an. Zu der Behandlung gehört auch eine sehr vorsichtige Halsdehnung durch das Gewicht des Kopfes des Empfängers. Dabei sollte der Druck nie vom Geber kommen, denn dies könnte beim verletzlichen Hals schädlich sein.

Position

Am besten können Sie Rücken und Schulter behandeln, wenn der Empfänger im Knie- oder Schneidersitz auf dem Boden Platz nimmt. Dann können Sie die Schultern aus halber Kniestellung heraus mit starkem Druck von oben nach unten behandeln und den Rücken mit dem Schenkel abstützen. Setzen Sie sich zuerst hinter Ihren Partner und legen Sie ihm die stützende Hand auf eine Schulter, während Sie mit sanftem Handflächendruck der anderen die Wirbelsäule nach unten arbeiten. Bei diesem ersten Kontakt spüren Sie die allgemeine Verfassung des Partners.

ARBEIT AN RÜCKEN UND SCHULTERN

Am besten sitzt der Empfänger im Knie- oder Schneidersitz auf dem Boden. Dann können Sie aus dem halben Kniesitz heraus starken Druck von oben nach unten auf die Schultern ausüben und gleichzeitig seinen Rücken mit dem Schenkel abstützen. Setzen Sie sich hinter den Empfänger und legen Sie die stützenden Hand auf eine Schulter. Arbeiten Sie mit sanfter Handflächentechnik der aktiven Hand die Wirbelsäule hinunter. Dieser erste Kontakt wirkt beruhigend auf den Partner und hilft Ihnen, seine allgemeine Verfassung zu spüren.

1 Sie stehen hinter dem Empfänger und legen ihm die Hände auf die Schultern. Üben Sie damit vom Hals nach außen hin Druck aus. Lassen Sie diesen Schritt aus, wenn die Partnerin schwanger ist.

2 Alternativ zur Handflächentechnik können Sie auch mit der Unterseite Ihrer Ellbogen arbeiten, am besten aus dem halben Kniesitz heraus und so dicht wie möglich hinter dem Partner. Legen Sie ihm die Unterarme locker auf die Schultern und lehnen Sie sich für den Druck hinein.

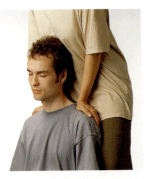
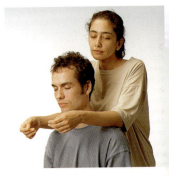

3 Geben Sie der Schulter Ihres Partners mit der äußeren Hand Halt, während Sie mit dem Ellbogen die Rückseite der Schulter vom Halsansatz nach außen bearbeiten.

4 Legen Sie eine Hand auf die Stirn, heben Sie den Kopf leicht an. Ziehen Sie die Hand weg, der Kopf fällt nach vorne. Fangen Sie ihn mit der anderen Hand auf. Wiederholen Sie dies.

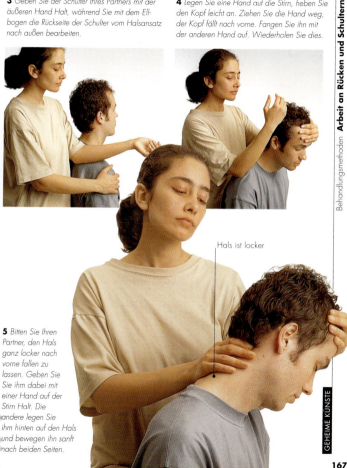

Hals ist locker

5 Bitten Sie Ihren Partner, den Hals ganz locker nach vorne fallen zu lassen. Geben Sie ihm dabei mit einer Hand auf der Stirn Halt. Die andere legen Sie ihm hinten auf den Hals und bewegen ihn sanft nach beiden Seiten.

Hals- und Rückendehnung im Sitzen

Diese Shiatsu-Behandlung entspricht der für die Bauchlage – mit dem Unterschied, dass der Empfänger sitzt, während der Blasenmeridian (S. 104) zu beiden Seiten der Wirbelsäule mit Handflächen und Daumen bearbeitet wird.

Dehnung der Wirbelsäule

Zuerst wird die Wirbelsäule gründlich gedehnt, indem Sie diagonal Druck auf den Po und die gegenüberliegende Lumbalzone ausüben. Dazu muss der Empfänger jedoch knien. Wenn er das nicht kann, lassen Sie diesen Schritt aus. Sie müssen selbst entscheiden, mit wie viel Druck Sie mit welcher Technik arbeiten. Wenn Ihr Partner robust genug ist, den Druck Ihres vollen Gewichts zu ertragen, nehmen Sie mit gespreizten Beinen eine Stellung über seinem Rücken ein und dehnen Sie seine Wirbelsäule mit den Handflächen. Anderfalls dehnen Sie mit den Unterarmen etwas sanfter.

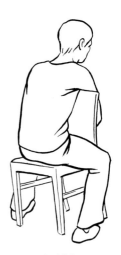

Stuhllehne
Wenn der Rücken in sitzender Position behandelt wird, kann eine Stuhllehne eine gute Stütze sein.

Bearbeitung der Wirbelsäule

Bei der nächsten Behandlung kann Ihr Partner entweder im Knie- oder im Schneidersitz oder auf einem Stuhl sitzen. Im ersten Fall legen Sie ihm eine

Hand unterstützend auf Brust und Schultern, während Sie mit Daumen und Zeigefingerknöchel der anderen Hand auf beiden Seiten der Wirbelsäule gleichzeitig Druck ausüben. Das ist nicht nur gut für den Rücken, sondern öffnet auch die Brust und verbessert die Atmung.

Der Empfänger sollte rittlings mit dem Gesicht zur Lehne auf dem Stuhl sitzen. Das gibt ihm genug Halt und Sie können mit beiden Händen gleichzeitig die Wirbelsäule bearbeiten.

Schultern

Zum Schluss dieser Behandlung widmen Sie sich den Schultern. Drücken Sie die Muskeln vom Hals- bis zum Schulteransatz mehrere Male zusammen, bis sie sich locker und entspannt anfühlen. Dann drücken Sie weiter die Oberarme hinunter und streichen die Arme abschließend sanft von den Schultern bis zu den Ellbogen, um den Ki-Fluss zu harmonisieren.

HALS- UND RÜCKENDEHNUNG

Für den ersten Teil dieser Behandlung muss der Empfänger niederknien. Wenn das für ihn zu unbequem ist, lassen Sie diesen Schritt aus. Sie müssen selbst entscheiden, mit welcher Technik Sie wie viel Druck ausüben können. Wenn Ihr Partner robust genug ist, um den Druck Ihres vollen Gewichts zu ertragen, nehmen Sie eine Stellung mit gespreizten Beinen über seinem Rücken ein und dehnen Sie seine Wirbelsäule mit den Handflächen. Wenn entweder Sie selbst zu schwer oder Ihr Partner zu zart gebaut ist, dehnen Sie ihn lieber auf sanftere Weise mit den Unterarmen. Für die weiteren Behandlungsschritte kann der Empfänger entweder auf den Knien oder auf einem Stuhl sitzen.

1 *Nehmen Sie mit gespreizten Beinen eine Stellung über dem Rücken Ihres Partners ein und drücken Sie mit einer Hand oberhalb der Hüfte auf der einen Seite und mit der anderen oberhalb der Taille auf der anderen Seite (siehe unten). Wiederholen Sie den Druck in umgekehrter Stellung.*

2 *Der Empfänger sitzt aufrecht. Halten Sie ihn mit einer Hand an der Schulter fest, während Sie auf der gleichen Körperseite mit der Handfläche der anderen Hand den Rücken bearbeiten. Wiederholen Sie die Behandlung auf der anderen Körperseite.*

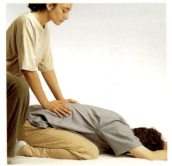
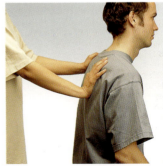

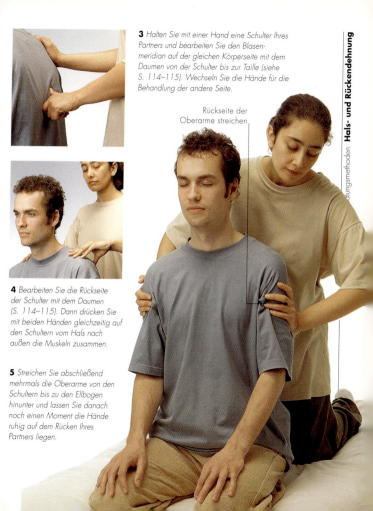

3 Halten Sie mit einer Hand eine Schulter Ihres Partners und bearbeiten Sie den Blasenmeridian auf der gleichen Körperseite mit dem Daumen von der Schulter bis zur Taille (siehe S. 114–115). Wechseln Sie die Hände für die Behandlung der andere Seite.

Rückseite der Oberarme streichen

4 Bearbeiten Sie die Rückseite der Schulter mit dem Daumen (S. 114–115). Dann drücken Sie mit beiden Händen gleichzeitig auf den Schultern vom Hals nach außen die Muskeln zusammen.

5 Streichen Sie abschließend mehrmals die Oberarme von den Schultern bis zu den Ellbogen hinunter und lassen Sie danach noch einen Moment die Hände ruhig auf dem Rücken Ihres Partners liegen.

Hals- und Rückendehnung

Nach der Behandlung

Eine Shiatsu-Sitzung muss mit der gleichen Sorgfalt und mit dem gleichen Einfühlungsvermögen beendet werden, wie sie begonnen hat, damit der Empfänger vor Abbruch des Kontakts die Wirkung in sich aufnehmen kann.

Beenden der Sitzung

In den meisten Fällen sollten Sie sich wie am Anfang in Ihrem Hara zentrieren und auf den Ki-Fluss im Körper des Empfängers einstimmen. Dazu können Sie sich auch neben seinen Kopf setzen und ihm die Hände auf die Stirn legen. In jedem Fall sollten Sie sich danach von ihm trennen, ihn mit einer leichten Decke zudecken und ihn einige Minuten ruhen lassen. Danach sollte er nur langsam aufstehen, denn vielen Empfängern kann nach einer Shiatsu-Sitzung etwas schwindlig werden. Einige Praktiker raten, nicht sofort danach Auto zu fahren. Bei Bedarf geben Sie dem Empfänger die Möglichkeit, etwas länger sitzen zu bleiben, bis er sich geistig und physisch in der Lage fühlt, wieder in seinen Alltag zurückzukehren.

Trennungstechnik

Auch für den Geber ist ein richtiger Abschluss der Sitzung wichtig, denn sie kann an den physischen und geistigen Kräften zehren. Laden Sie also Ihre eigenen Energien wieder auf. Eine bewährte Technik zur Trennung vom Empfänger ist das Händewaschen nach jeder Sitzung. Das ist vor allem

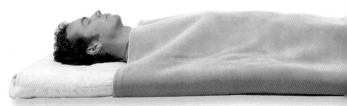

dann vernünftig, wenn Sie mehrere Patienten nacheinander behandeln, obwohl es so gut wie keine Infektionsgefahr gibt. Versorgen Sie Ihr eigenes Ki mit einigen tiefen Atemzügen oder Makko-Ho-Dehnungen.

Nachwirkungen

Wenn für den Empfänger weitere Sitzungen geplant sind, bitten Sie ihn, sich über sein physisches und geistiges Befinden in den nächsten Tagen Notizen zu machen. Das hilft Ihnen, die Wirksamkeit Ihrer Behandlung besser einzuschätzen und ggf. zu korrigieren. Zeigen Sie ihm, wie er daheim mit Makko-Ho-Übungen und mit der Behandlung bestimmter Tsubos weiter an sich arbeiten kann.

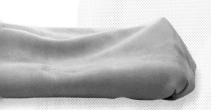

Zeit zum Entspannen
Es ist wichtig, dass Ihr Partner sich nach einer Sitzung einige Minuten ausruhen kann.

HEILUNG DURCH SHIATSU

Shiatsu wirkt am besten als fester Bestandteil einer gesunden Lebensweise, ermöglicht aber auch eine sehr wirksame Behandlung einer ganzen Reihe von Gesundheitsstörungen und Krankheitssymptomen. In diesem Kapitel finden Sie Anleitungen, wie Sie die entsprechenden Tsubos und Meridiane gegen die Disharmonie, welche die Beschwerden verursacht, behandeln können. Viele dieser Behandlungen können Sie sich selbst geben, doch einige Punkte kann man bei sich selbst schlecht erreichen und dann braucht man Hilfe. Holen Sie sich bei allen, besonders aber bei unerklärlichen und anhaltenden Symptomen, für die Sie normalerweise einen Arzt aufsuchen würden, medizinischen Rat und informieren Sie Ihren Arzt, dass Sie zusätzlich eine Shiatsu-Therapie machen.

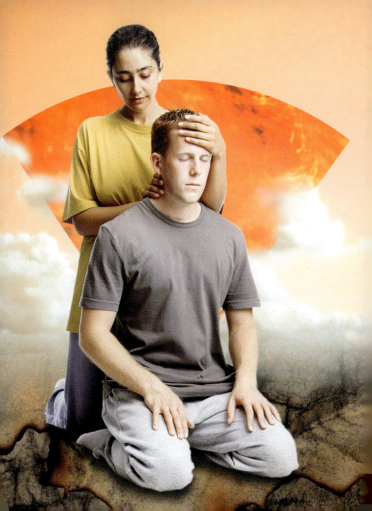

Störungen der Atemwege

Zur Atmung gehört das Einatmen von Luft in die Lungen, damit der Sauerstoff vom Blut aufgenommen werden kann, sowie das Ausscheiden der verbrauchten Körpergase durch das Ausatmen. Nach der TCM versorgt uns die Luft über die Lungen mit einer von drei Ki-Arten, dem Atmungs-Ki. Das Ki ist unsere erste Verteidigungslinie gegen klimatische Einflüsse und andere Bedrohungen. Wenn es zu schwach ist, kommt es zu Erkältungen, Husten und anderen Problemen der Atemwege. Dann sollte das Ki durch Arbeit an den Lungenmeridianen in Armen und Händen gestärkt werden. Drücken Sie vorsichtig alle Tsubos, denen Sie begegnen, und machen Sie jeden Morgen die Makko-Ho-Übung zur Dehnung des Lungenkanals. Auch hilft eine Behandlung des Energiepunkts CV 6 und des Immunsystemverstärkers ST 36 bei Erkrankungen der Atemwege.

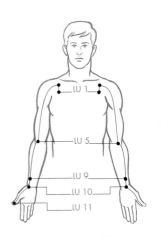

Der Lungenmeridian
Die Behandlung des Lungenmeridians hilft bei allen Problemen der Atemwege. Bearbeiten Sie diesen Kanal auf beiden Seiten des Körpers.

Die oberen Atemwege

Bei Erkrankungen der oberen Atemwege (Erkältungen, Halsentzündungen, verstopfte Nebenhöhlen) behandeln Sie die Kanäle in Kopf und Gesicht unterhalb der Augen die Wangenknochen entlang. Auch hilft Arbeit am Dickdarmmeridian, besonders am „Großen Eliminator" LI 4, der die Abwehrkräfte steigert und Schnupfensymptome lindert (Diesen Punkt niemals bei Schwangeren behandeln!). Zwei Punkte helfen vor allem bei Halsschmerzen: LU 10 („Fischgrenze") an der Daumenwurzel und LU 11 (Shou Shu, „Junger Händler") auf der Daumenspitze. Beide Punkte liegen am Lungenmeridian.

Die unteren Atemwege

Husten, Atemnot und andere Symptome der unteren Atemwege, der Luftröhre und Lungen reagieren positiv auf die Behandlung der Yu-Punkte auf dem Blasenmeridian, die im oberen Rückenbereich liegen. Wenn man CV 17, der in der Mitte der Brust liegt, entweder mit der Faust abklopft oder fest drückt, hilft das bei Enge in der Brust und bei angestauten Gefühlen. Bei Asthmatikern behandeln Sie am besten die Doppelpunkte Ding Chuan, die auch „Keuchstopper" genannt werden.

Vorsicht bei Schwangerschaft

Der Tsubo LI 4 („Großer Eliminator") des Dickdarmmeridians löst eine starke Abwärtsbewegung aus und darf demzufolge bei Schwangeren nicht bearbeitet werden.

VORGEHENSWEISE

Die bei Trockenheit besonders anfälligen Lungen werden durch Umweltverschmutzung und schlechte Ernährung geschwächt. Entscheiden Sie nach den Symptomen, welche Meridiane und Tsubos Sie behandeln wollen. Für den Blasenmeridian auf dem oberen Rücken brauchen Sie jemanden, der Ihnen hilft. Bearbeiten Sie diese Zonen ein- bis zweimal am Tag oder auch öfter, wenn Sie merken, dass es hilft. Bei starker Atemnot suchen Sie sofort einen Arzt auf.

Stau in den oberen Atemwegen
Erkältungen und Sinusitis können Sie lindern, wenn Sie um die Wangenknochen und Augen mit leichtem Fingerdruck arbeiten. Auch leichter Daumendruck am Halsansatz kann helfen.

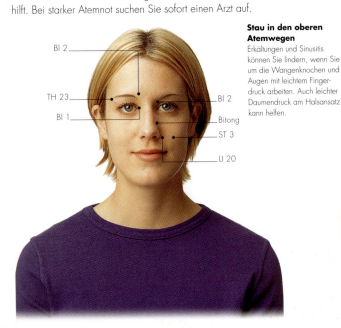

Bl 2
TH 23
Bl 1
Bl 2
Bitong
ST 3
LI 20

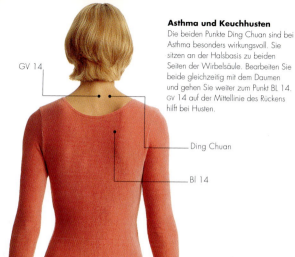

Asthma und Keuchhusten

Die beiden Punkte Ding Chuan sind bei Asthma besonders wirkungsvoll. Sie sitzen an der Halsbasis zu beiden Seiten der Wirbelsäule. Bearbeiten Sie beide gleichzeitig mit dem Daumen und gehen Sie weiter zum Punkt BL 14. GV 14 auf der Mittellinie des Rückens hilft bei Husten.

Halsentzündung

Drücken Sie LU 10 und 11 auf der Hand. Das vertreibt Halsentzündungen.

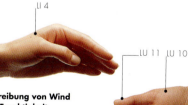

Vertreibung von Wind und Feuchtigkeit

Viele Beschwerden der oberen Atemwege, besonders Niesen, tränende Augen und eine laufende Nase, reagieren auf den LI 4, der aber nie bei Schwangeren bearbeitet werden darf.

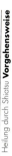

Heilung durch Shiatsu **Vorgehensweise**

Magenverstimmung und Übelkeit

Im Osten und Westen sind sich die Mediziner gleichermaßen einig, dass ein durch zu schweres Essen verdorbener Magen zu Schmerzen im Oberbauch und/oder zu Übelkeit und Erbrechen führen kann. Im Shiatsu behandelt man dieses Problem meist über den Magen- und den Milzmeridian (beide Organe gehören zum Element Erde) oder manchmal auch über den Gallenblasenmeridian (Element Holz). Bei Disharmonie im Magenmeridian kann es passieren, dass die Energie statt nach unten nach oben fließt und Übelkeit und Erbrechen verursacht. Sie kann auch psychologische Ursachen haben wie Angst oder zu viel geistige Aktivität bei Vernachlässigung der körperlichen Bedürfnisse.

Bei allen Störungen des oberen Verdauungstraktes sollte man die Tsubos auf dem Magenmeridian behandeln, nur nicht den druckempfindlichen Bauch selbst. Die Punkte auf den Beinen wirken oft am besten. Bearbeiten Sie die Tsubos auf dem Gallenblasen- und Milzmeridian gleich mit.

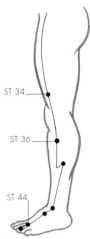

Der Magenmeridian
Bei den meisten Problemen des oberen Verdauungstrakts hilft eine Behandlung dieses Meridians.

Schmerzen

Wenn Sie unter starken Schmerzen leiden, drücken Sie mit dem Daumen ST 34 (Ryo Kyu, „Auf dem Hügel") auf der Außenseite des Oberschenkels direkt über dem Knie. Bei Sodbrennen, zu viel Magensäure und Erbrechen bearbeiten Sie ST 44 (Nai Tai, „Innerer

Garten"). Dieser Tsubo hilft auch bei Zahnfleischproblemen und -schmerzen. Bearbeiten Sie auch ST 36 („Drei Meilen"), um das ganze System zu stärken und vor allem um Magen und Milz zu helfen, Nahrung in Blut und Ki umzuwandeln und so Stauungen zu beheben.

Übelkeit

HP 6 („Inneres Tor") auf der Innenseite des Handgelenks hilft bei der Behandlung von Übelkeit aller Art. Dieser Tsubo hat einen beruhigenden Einfluss auf Brust, Bauch und Magen.

Wenn die Schmerzen im Oberbauch nicht mit Übelkeit oder Erbrechen einhergehen, versuchen es mit Sie sanftem Fingerdruck unter den Rippen von der Mitte nach außen. Auch eine kreisende Bauchmassage kann beruhigen.

Bitten Sie Ihren Helfer, die Yu-Punkte zu behandeln, die auf dem Blasenmeridian für das Verdauungssystem zuständig sind und mitten auf dem Rücken liegen. Das sind BI 17 bis B 21 auf beiden Seiten der Wirbelsäule.

VORGEHENSWEISE

Wenn Sie häufig unter Magenverstimmung und Übelkeit leiden, versuchen Sie, die Meridiane und Tsubos zu behandeln, wie es hier beschrieben wird. Vielleicht können Sie die Zonen auch erst behandeln, wenn die akuten Symptome nachgelassen haben. So können Sie Ihr System vorbeugend stärken. Bei starken oder andauernden Schmerzen und Beschwerden sollten Sie jedoch unbedingt einen Arzt konsultieren.

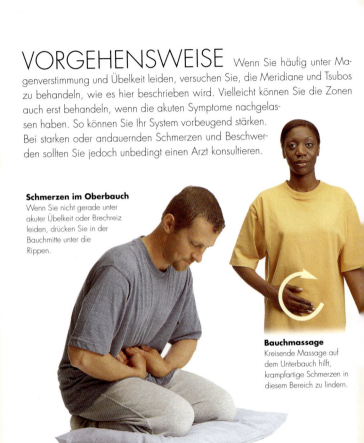

Schmerzen im Oberbauch
Wenn Sie nicht gerade unter akuter Übelkeit oder Brechreiz leiden, drücken Sie in der Bauchmitte unter die Rippen.

Bauchmassage
Kreisende Massage auf dem Unterbauch hilft, krampfartige Schmerzen in diesem Bereich zu lindern.

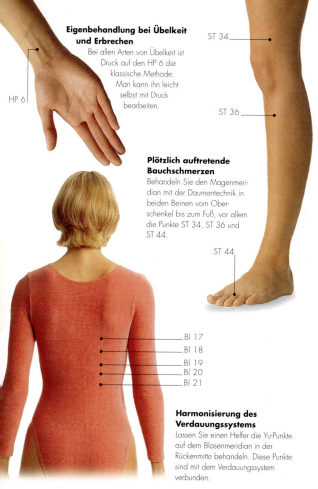

Eigenbehandlung bei Übelkeit und Erbrechen

Bei allen Arten von Übelkeit ist Druck auf den HP 6 die klassische Methode. Man kann ihn leicht selbst mit Druck bearbeiten.

HP 6

ST 34

ST 36

Plötzlich auftretende Bauchschmerzen

Behandeln Sie den Magenmeridian mit der Daumentechnik in beiden Beinen vom Oberschenkel bis zum Fuß, vor allem die Punkte ST 34, ST 36 und ST 44.

ST 44

Bl 17
Bl 18
Bl 19
Bl 20
Bl 21

Harmonisierung des Verdauungssystems

Lassen Sie einen Helfer die Yu-Punkte auf dem Blasenmeridian in der Rückenmitte behandeln. Diese Punkte sind mit dem Verdauungssystem verbunden.

Heilung durch Shiatsu **Vorgehensweise**

GEHEIME KÜNSTE

Durchfall und Verstopfung

Für den Stuhlgang ist vor allem der Dickdarm zuständig, das Yang-Organ des Elements Metall. Wenn er nicht im Gleichgewicht ist, wird der Fluss der Nahrungsrückstände entweder schneller (Durchfall) oder langsamer (Verstopfung). Ein solches Ungleichgewicht ist oft die Folge von Disharmonien anderer mit dem Dickdarm in Verbindung stehender Organe, die ihn in Mitleidenschaft ziehen. Suchen Sie bei akuten Änderungen des Darmverhaltens Ihren Arzt auf.

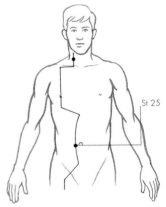

„Bo-Punkt" für den Dickdarm
Der auch als ST 25 bekannte Bo-Punkt liegt zwei Daumenbreiten zu beiden Seiten neben dem Nabel und hilft bei Darmproblemen.

Durchfall

Akuter Durchfall tritt oft gemeinsam mit zu viel Kälte oder Feuchtigkeit oder einem Mangel an Yang-Ki im Magen-, Milz- oder Nierenmeridian auf. Behandeln Sie den Milzmeridian im Fuß und im Bein, besonders die Tsubos SP 3 („Große Weiße") und SP 4 – allerdings nicht bei Schwangerschaft. Auch ST 25 hat eine wichtige regulierende Wirkung auf den Dickdarm.

Reizdarm

Diese stressbedingte Erkrankung macht sich durch abwechselndes Auftreten von Durchfall und Verstopfung bemerkbar – oft von Krämpfen begleitet. Atmen Sie tief und versuchen Sie, den Unterleib mi kreisenden Bewegungen zu massieren.

Verstopfung

CV 6 versorgt den Bauchbereich mit Energie und kann auch einen trägen, verstopften Darm stimulieren. Auch kann Shiatsu auf Arm- und Handaußenseite helfen, wenn man sich dabei auf die Meridiane von Milz und dreifachem Erwärmer konzentriert. Besonders LI 4 („Großer Eliminator") regt die Darmtätigkeit an (bei Schwangeren auslassen!). TH 6 wirkt auf alle drei Bauchregionen.

Mit einer Behandlung des Gallenblasen- und des Lebermeridians auf den Außenseiten des Körpers und der Beine werden Abläufe des ganzen Körpers unterstützt. GB 34 („Yang-Bergquelle") entspannt verkrampfte Muskeln und hilft bei Verstopfung. LI 3 („Großer Guss") verteilt das Leber-Ki und reguliert alle Körperfunktionen.

Ein Partner kann die Yu-Punkte auf dem Blasenmeridian im unteren Rücken behandeln (BI 23 bis BI 32). Sie unterstützen den Ausscheidungsprozess.

VORGEHENSWEISE

Ein Ungleichgewicht des Dickdarms wirkt sich meist als Verstopfung oder Durchfall aus und ist oft die Folge einer Disharmonie in anderen mit ihm in Verbindung stehenden Organen. Die meisten der gezeigten Behandlungen bestimmter Tsubos kann man an sich selbst vornehmen. Sie sollten das ein- bis zweimal am Tag tun. Nehmen Sie in beiden Fällen ausreichend Flüssigkeit zu sich und essen Sie bei Verstopfung viel Obst, Gemüse und Vollkornprodukte.

Behandlung von ST 25
Bearbeiten Sie beide Seiten des Nabels gleichzeitig mit der Fingertechnik und atmen Sie dabei gleichmäßig.

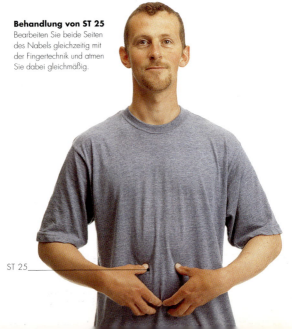

ST 25

Verstopfung

Dagegen hilft eine Shiatsu-Behandlung des Gallenblasen- und des Lebermeridians auf den Seiten des Körpers.

Durchfall

Bei Durchfall und häufigem Stuhlgang bearbeiten Sie SP 3 und SP 4 mit der Finger- oder Daumentechnik, aber nicht bei einer Schwangerschaft!

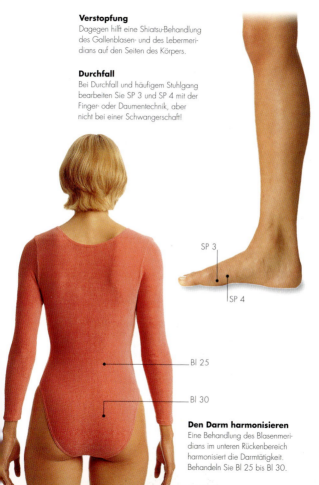

SP 3
SP 4

Bl 25

Bl 30

Den Darm harmonisieren

Eine Behandlung des Blasenmeridians im unteren Rückenbereich harmonisiert die Darmtätigkeit. Behandeln Sie Bl 25 bis Bl 30.

Gelenkbeschwerden

Schmerzen in den Gelenken und Steifheit können chronische Ursachen wie Arthritis haben oder das Ergebnis akuter Verletzungen oder Anstrengungen sein. Shiatsu kann in allen Fällen helfen, weil es für den freien Ki-Fluss durch die betroffenen Körperteile sorgt. Die schmerzhaften Blockaden bilden sich immer dann, wenn ein Gelenkschaden den hindurchlaufenden Meridian blockiert.

Verletzung

Suchen Sie nach einer Gelenksverletzung immer sofort einen Arzt auf, denn es könnte sich um eine Verrenkung oder um einen Bruch handeln. Behandeln Sie nie ein frisch verletztes oder entzündetes Gelenk mit Shiatsu. Behandeln Sie die entsprechenden Meridiane und Tsubos in anderen Körperteilen auf der gleichen Körperseite, nachdem Sie sicher sind, wo der Schmerz genau sitzt. Wenn die Verletzung z. B. auf der Innenseite des Knies ist, bearbeiten Sie die Innenseite des Beins über und unter der Schmerzzone.

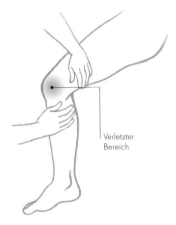

Verletzter Bereich

Arbeit um einen Punkt herum
Üben Sie den Druck nie auf das verletzte Gelenk selbst aus, sondern drücken Sie mit dem Daumen sanft darum herum.

Leber und Gallenblase

Leber und Gallenblase sind Organe des Elements Holz und stärken im Allgemeinen alle Gelenke, die mit Bändern und Sehnen verbunden sind. Behandeln Sie also bei Verstauchungen und Zerrungen diese Meridiane. GB 34 hat eine besondere Verbindung zu allen

Gelenken, die es im Körper paarweise gibt (Knie, Fußgelenke, Schultern usw.). Mit GB 40 („Zerstörter Hügel") können Sie Schmerzen in den Fußgelenken, Knien und Hüften lindern. GB 30 („Springende Achse") hilft bei Hüftschmerzen.

Nieren und Blase

Wenn wie bei der Osteoporose eine Knochenschwäche die Ursache für Gelenkprobleme ist, hilft die Kräftigung des Ki der Nieren und der Blase. Beide Organe gehören zum Element Wasser und sind für die Gesundheit der Knochen zuständig. Bearbeiten Sie den unteren Rücken, drücken Sie die Yu-Punkte auf dem Blasenmeridian und den Nierenmeridian auf der Beininnenseite. Der Tsubo BI 11 oben auf dem Rücken stärkt die Knochen. Bei einigen dieser Punkte brauchen Sie einen Partner.

Gelenkigkeit

Die auf S. 40–55 beschriebenen Makko-Ho-Übungen verbessern und erhalten die Gelenkigkeit.

VORGEHENSWEISE

Bei akuten Gelenkbeschwerden sollte Ihre erste Sorge dem freien Ki-Fluss durch das betroffene Gelenk gelten. Drücken Sie mit dem Daumen sanft um das Gelenk herum – nie direkt darauf – und folgen Sie den Meridianen, die es durchlaufen. Später sollten Sie weiter entfernte Punkte des Gallenblasenmeridians bearbeiten, die langfristig für die Heilung der Gelenke zuständig sind, sowie zur Kräftigung der Knochen die Tsubos des Blasenmeridians.

Knieverletzung
Diese Verletzung sollte besser ein Partner mit Shiatsu behandeln. Bitten Sie ihn, die Region um das Knie mit der Handflächen- und Daumentechnik zu bearbeiten, und zwar auf der Außenseite des Beins nach oben und nach unten.

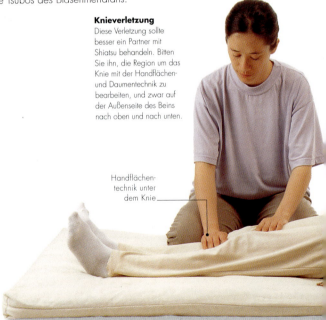

Handflächentechnik unter dem Knie

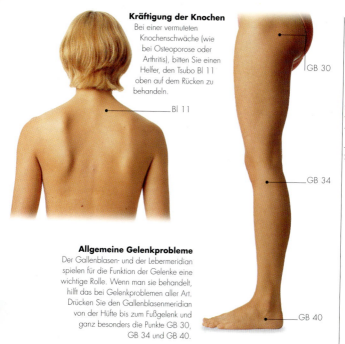

Kräftigung der Knochen

Bei einer vermuteten Knochenschwäche (wie bei Osteoporose oder Arthritis), bitten Sie einen Helfer, den Tsubo Bl 11 oben auf dem Rücken zu behandeln.

Bl 11

GB 30

GB 34

GB 40

Allgemeine Gelenkprobleme

Der Gallenblasen- und der Lebermeridian spielen für die Funktion der Gelenke eine wichtige Rolle. Wenn man sie behandelt, hilft das bei Gelenkproblemen aller Art. Drücken Sie den Gallenblasenmeridian von der Hüfte bis zum Fußgelenk und ganz besonders die Punkte GB 30, GB 34 und GB 40.

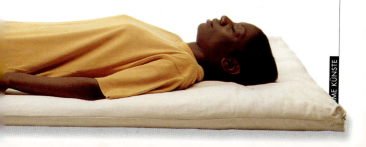

Probleme der Harnwege

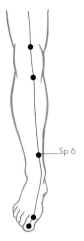

Treffpunkt der drei Yin-Meridiane
Im Milzmeridianpunkt SP 6 auf der Innenseite des Unterschenkels kreuzen sich drei Yin-Meridiane: Milz, Niere, Leber.

In der TCM ist die Harnausscheidung die Aufgabe der Blase und der Nieren – beides Organe des Elements Wasser. Das Yang-Organ Blase verarbeitet das Abwasser aus den Lungen. Dick- und Dünndarm wandeln es in Urin um, der vom Körper ausgeschieden wird. Die Nieren regulieren den ganzen Wasserhaushalt des Körpers. Probleme der Harnwege sind also nicht unbedingt nur auf ein Ungleichgewicht dieser Organe zurückzuführen. Entzündungen der Blase und der Harnwege können an einer allgemeinen Ki- oder Blutschwäche liegen, die wiederum das Ergebnis von schlechter Ernährung, Traumata, Feuchtigkeit oder Hitze sein kann und die das Milz-Ki schwächt. Die Milz aber wandelt Ki in Blut um, und darum kann man das ursprüngliche Problem gut über den Milzmeridian behandeln.

Schmerzhaftes Wasserlassen

Bei häufigem Wasserlassen mit Schmerzen in Bauch und Rücken bitten Sie einen Partner, die Yu-Punkte auf dem Blasenmeridian im unteren Rückenbereich zu behandeln sowie die Region des Kreuzbeins (BI 27–34), um die mit dem Wasserlassen befassten Organe zu stimulieren. BI 60 lindert die Schmerzen und CV 3 sowie ST 29 stärken alle Harnwege.

SP 6

Wenn Sie nicht schwanger sind, können Sie auch Druck auf SP 6 ausüben, entweder allein oder als Teil einer ganzen Milzmeridian-Behandlung. In diesem Tsubo („Treffpunkt der drei Yin-Meridiane") kreuzen sich die drei Yin-Meridiane (Milz, Nieren und Leber) des Unterschenkels und fließen dann ins Becken weiter. Darum hilft SP 6 bei Problemen der Harnwege und hat einen starken Einfluss auf die Geschlechtsorgane.

Flüssigkeit

Zusätzlich zu den hier beschriebenen Shiatsu-Behandlungen sollten Sie bei Problemen der Harnwege viel trinken, um Infektionen auszuspülen und den Urin zu verdünnen, damit die brennenden Schmerzen nachlassen. Suchen Sie in jedem Fall einen Arzt auf.

Der untere Rücken

Behandlungen des unteren Rückens können bei Problemen der Harnwege helfen (S. 108–111).

VORGEHENSWEISE

Um die Beschwerden bei Problemen der Harnwege zu lindern, sollten Sie täglich mehrmals die für die Selbstbehandlung vorgeschlagenen Punkte bearbeiten, bis die Symptome nachlassen. Einen Helfer brauchen Sie für die Yu-Punkte des Blasenmeridians im unteren Rücken- und Kreuzbeinbereich. Sie helfen auch, wenn sie weniger häufig bearbeitet werden. Sollten Sie keinen Partner dafür haben, machen Sie die Makko-Ho-Dehnungen für Blase und Nieren, wie sie auf den Seiten 50–51 beschrieben sind.

Stärkung des Systems

Um das ganze System der Harnwege anzuregen, wenden Sie Fingerdruck auf CV 3 in der Mitte des Unterbauchs an, etwa vier Daumbreiten unter dem Nabel. Druck auf ST 29 kann auf dieselbe Weise helfen.

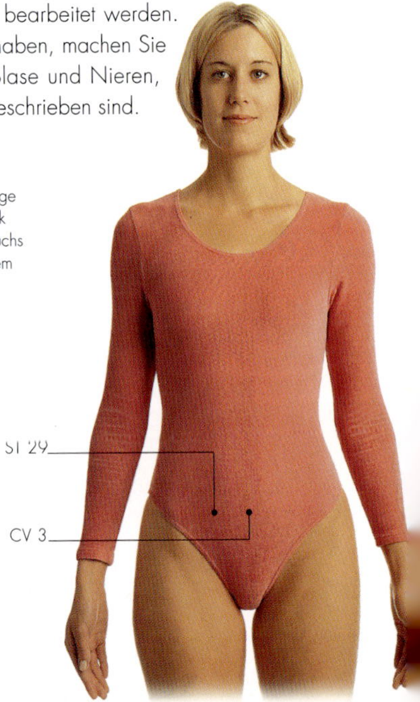

ST 29

CV 3

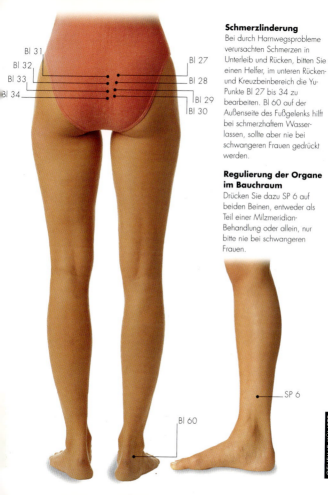

Schmerzlinderung

Bei durch Harnwegsprobleme verursachten Schmerzen in Unterleib und Rücken, bitten Sie einen Helfer, im unteren Rücken- und Kreuzbeinbereich die Yu-Punkte Bl 27 bis 34 zu bearbeiten. Bl 60 auf der Außenseite des Fußgelenks hilft bei schmerzhaftem Wasserlassen, sollte aber nie bei schwangeren Frauen gedrückt werden.

Regulierung der Organe im Bauchraum

Drücken Sie dazu SP 6 auf beiden Beinen, entweder als Teil einer Milzmeridian-Behandlung oder allein, nur bitte nie bei schwangeren Frauen.

Fortpflanzungssystem

Für die Fortpflanzungsorgane und -vorgänge sind bei Männern wie Frauen Milz-, Leber- und Nierenmeridian zuständig. Hier werden nur die Symptome der weiblichen Organe und des Menstruationszyklus abgehandelt. SP 6 ist der wichtigste Punkt für die mit der Menstruation einhergehenden Symptome. Er sollte nicht in der Schwangerschaft behandelt werden.

Prämenstruelle Beschwerden

Reizbarkeit, Brustempfindlichkeit und Gedunsenheit sind Auswirkungen von inaktivem oder stagnierendem Leber-Ki, das zu Ungleichgewicht von Magen und Milz führt. Behandlung des Herzbeutelmeridians hilft bei psychischen Symptomen, HP 6 und HP 7 helfen gegen die Aufgedunsenheit und Brustempfindlichkeit. Auch eine Behandlung der Beinmeridiane ist wohltuend.

Menstruationsbeschwerden

Zu Beginn der Menstruation werden die schlimmsten Schmerzen durch Bearbeitung des LV 3 („Großes Gießen") und

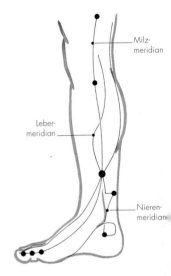

Drei Yin-Meridiane
Die drei auf der Innenseite der Beine verlaufenden Meridiane sind für die Regulierung des Fortpflanzungssystems die wichtigsten.

des LV 2 („Zwischenweg") gelindert. Auch Handflächendruck auf CV 6 und 4 kann lindern. Eine Bearbeitung der ganzen Kreuzbeinregion, insbesondere der Tsubos BL 23 and BL 32 hilft bei

Rückenschmerzen, die meist gegen Ende der Menstruation auftreten.

Blutverlust

Mit festem Fingerdruck auf CV 4 behandeln Sie schweren Blutverlust und ungewöhnlich lange Perioden. Die Bearbeitung des ganzen Meridians am Bein stärkt die Milz, insbesondere SP 10 („Meer von Blut"), SP 6 und SP 1. Eine Behandlung von LV 1 hilft ebenfalls.

Menopause

Zu den unangenehmen Symptomen der Wechseljahre gehören Schweißausbrüche, Gemütsschwankungen und Schlafstörungen. In der TCM sind es Auswirkungen einer Disharmonie von Herz und Nieren. Ein Ungleichgewicht des Herzes kann mit HT 7 („Gottes Tor") und HT 6 reguliert werden. Regelmäßige Behandlung des Nierenmeridians in Bein und Fußgelenk hilft auch, besonders KI 1 („Hervorströmender Frühling"), KI 6 („Meer der Erhellung") und K 7. SP 10 hilft gegen die Hitzewallungen, die während der Wechseljahre auftreten.

VORGEHENSWEISE

Bei allen Beschwerden, die mit dem Menstruationszyklus zusammenhängen hilft eine Behandlung des SP 6 sowie aller damit verbundenen Tsubos und Meridiane. Die Häufigkeit der Behandlung hängt von der Schwere der Symptome ab. Wenn sie schwach sind, reicht einmal pro Tag. Doch wenn Sie sehr heftige Schmerzen haben, bearbeiten Sie die empfohlenen Tsubos alle paar Stunden. Suchen sie einen Arzt auf, wenn starke Schmerzen durch Shiatsu nicht gelindert werden können.

Schmerzlinderung

Bitten Sie einen Helfer, die Yu-Punkte im unteren Rückenbereich (Bl 23 und Bl 32) zu bearbeiten. CV 4 und CV 6 (siehe gegenüberliegende Seite) können Sie selbst behandeln. Bearbeiten Sie die Tsubos des Lebermeridians am Fuß. Auch LV 3 und LV 2 (S 203) wirken schmerzlindernd.

Eindämmung der Blutung

Üben Sie festen Druck auf CV 4 aus (siehe gegenüberliegende Seite). Behandeln Sie dann den Milzmeridian auf der Beininnenseite, besonders SP 10, SP 6 und Sp 1.

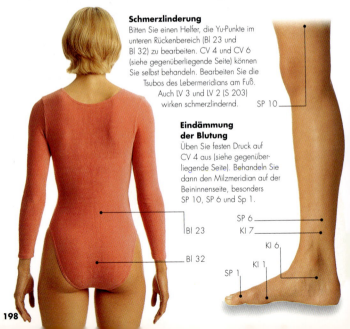

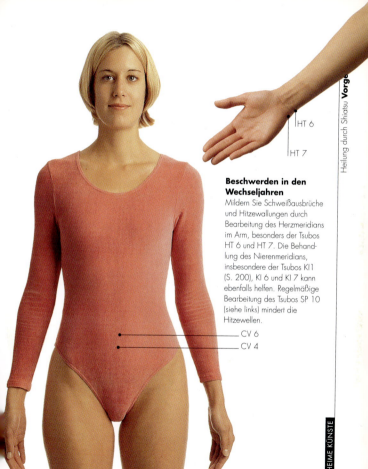

Beschwerden in den Wechseljahren

Mildern Sie Schweißausbrüche und Hitzewallungen durch Bearbeitung des Herzmeridians im Arm, besonders der Tsubos HT 6 und HT 7. Die Behandlung des Nierenmeridians, insbesondere der Tsubos KI1 (S. 200), KI 6 und KI 7 kann ebenfalls helfen. Regelmäßige Bearbeitung des Tsubos SP 10 (siehe links) mindert die Hitzewellen.

Angst und Schlaflosigkeit

Beim Shiatsu sind Ängste die Auswirkungen geistiger Überaktivität und der damit einhergehenden Schlafschwierigkeiten. Sie sind zurückzuführen auf einen Überschuss von Yang-Energie im oberen Bereich des Körpers und im unteren auf einen Mangel an Blut oder Nahrungsmitteln des Elements Erde. Zu viel Yang-Energie kann auch zu Leichtsinnigkeit führen.

Yang verteilen

Eine Behandlung des Kopfes und des Gesichts hilft, überschüssiges Yang zu verteilen. Eine anschließende Behandlung der Füße und Fußgelenke zieht die Energie nach unten. KI 6 („Meer der Erhellung") und KI 1 („Hervorströmender Frühling") wirken beruhigend. Den unter Ängsten und Verdauungsstörung Leidenden fehlt meist die Erdenergie von Magen und Milz. Bearbeiten Sie diese Meridiane an den Beinen. Das verbindet Sie mit der Erde und hilft Ihnen, Ihre Ängste im richtigen Verhältnis zu sehen. HP 6, CV 12 und CV 14 nehmen verdauungsbedingte Ängste.

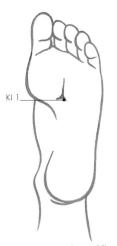

„Hervorströmender Frühling"
Der erste Punkt auf dem Nierenmeridian wirkt bei Ängsten beruhigend und ermutigend.

Herz

Ein Ungleichgewicht des Herzens ist oft die Ursache für nervöse Unruhe. Eine Behandlung des Tsubos HT 7 („Gottes Tor") wirkt sehr beruhigend und hat den Vorteil, dass man sie bequem an sich selbst vornehmen kann.

Leber

Wenn arbeitsbedingter Stress oder andere Ereignisse des Lebens Ängste auslösen, kann das an einem Energiemangel im Element Holz liegen. Holz steht mit der für Planung und Kreativität zuständigen Leber in Verbindung. Sie hilft, das Leben zu meistern. Diese Energien werden mit LV 3 angeregt.

Gallenblase und Dickdarm

Häufiger Stress kann Spannungen in Schultern und Nacken aufbauen, die zu Kopfschmerzen führen. Lindern Sie diese Symptome, indem Sie die Meridiane auf den Schultern behandeln, insbesondere GB 20 und GB 21 sowie den Yintang-Punkt zwischen den Augenbrauen. Unterstützung bekommen Sie von LI 4, der die in den Schultern gestaute Energien verteilen kann.

Stimulanzien

Angst und Schlaflosigkeit werden durch übermäßigen Konsum von Stimulanzien verschlimmert (S. 60–61). Dieser muss auf ein Minimum reduziert werden, wenn Shiatsu wirken soll.

VORGEHENSWEISE

Ein oftmals lang anhaltender Hang zu Ängstlichkeit wird beim Shiatsu als Auswirkung überschüssiger Yang-Energie gesehen. Versuchen Sie, eine auf Ihre Bedürfnisse abgestimmte Behandlung in Ihren Tagesablauf einzubauen. Morgens sollten Sie zum Beispiel LV 3 bearbeiten, um den Anforderungen des Tages gewachsen zu sein. Am Abend fördern beruhigende Punkte wie KI 1 den Schlaf.

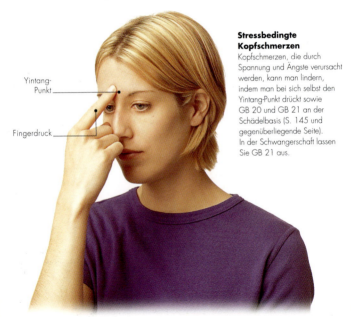

Stressbedingte Kopfschmerzen
Kopfschmerzen, die durch Spannung und Ängste verursacht werden, kann man lindern, indem man bei sich selbst den Yintang-Punkt drückt sowie GB 20 und GB 21 an der Schädelbasis (S. 145 und gegenüberliegende Seite). In der Schwangerschaft lassen Sie GB 21 aus.

Yintang-Punkt

Fingerdruck

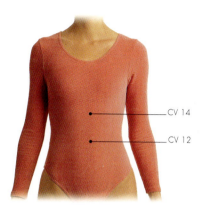

Angstbedingte Verdauungsprobleme
Bearbeiten Sie mit Fingerdruck CV 12 und CV 14, der acht Fingerbreit über dem Bauchnabel liegt.

Verbessern der Fähigkeit, das Leben zu meistern
Stimulieren Sie die Kraft, sich den Problemen des Lebens zu stellen, indem Sie den Lebermeridian behandeln, insbesondere den Tsubo LV 3, der oben auf dem Fußspann liegt, wo die Knochen des ersten und zweiten Zehs zusammenlaufen.

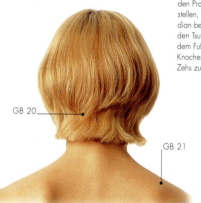

Angstbedingte Hals- und Schulterverspannungen
Durch Stress versursachte Spannungen lösen Sie durch Druck auf die Gallenblasen-Tsubos GB 20 und 21 (21 nicht bei Schwangerschaft!).

Müdigkeit und Schwäche

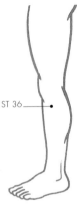

„Drei Meilen"
ST 36 ist ein Energiespender für das ganze System. Er hilft Magen und Milz, aus der Nahrung Ki zu gewinnen.

Lethargie, Müdigkeit, Schwäche, Niedergeschlagenheit (Depression) bedeuten im Shiatsu Ki-Mangel. Es fehlt allgemein an Lebensenergie. Das kann viele Gründe haben, die man mit Shiatsu beheben kann. Dennoch sollten Sie auch Ihre Lebensweise überprüfen: Ernähren Sie sich gesund? Gelingt es Ihnen, eine gesunde Mischung aus Bewegung und Ruhephasen einzuhalten? Bei starken Depressionen sollten Sie sich professionelle Hilfe holen.

Lungen

Da wir einen Großteil unseres Ki aus der Luft beziehen, müssen Sie vor allem die Lungen stimulieren und tiefer atmen. Die Lungen haben auch mit Kummer zu tun, weswegen ein Ungleichgewicht ihrer Energien schnell zu Depressionen und negativer Lebenseinstellung führen kann. Machen Sie jeden Morgen die auf S. 42–43 beschriebenen Makko-Ho-Übungen für die Lungen. Wenn Sie einen Helfer haben, lassen Sie sich in der Rückenlage durch Shiatsu auf den Schultern und dem oberen Brustbereich Herz und Lungen stimulieren. Besonders das „Sammelzentrum" LU 1 fördert den Abwärtsfluss der Lungenenergie. Sie können diesen Punkt auch gut selbst stimulieren. Folgen Sie der Anleitung auf S. 126–27 und üben Sie allein oder mit einem Helfer Druck auf CV 17 aus, der die Atmung verbessert und das Ki in der Brust stärkt.

Erschöpfung

Bei physischer und emotionaler Erschöpfung kurbelt CV 6 (Finger- oder Handflächendruck) Ki und Yang-Energie an und fördert eine tiefe Bauchatmung.

Depressionen

Wenn Depressionen das primäre Problem sind, bearbeiten Sie sehr gründlich die Lungen-, Herzbeutel- und Herzmeridiane in den Armen, insbesondere LU 7. Bei manchen Depressionen, die von Enttäuschungen, Versagensängsten, oder Minderwertigkeitsgefühlen herrühren, hilft vor allem die Arbeit am Lebermeridian in den Beinen.

Frösteln

Wenn man dazu neigt, besonders an Händen und Füßen zu frieren, liegt es meist am Ki-Mangel. Druck auf ST 36 hat dann eine sehr belebende Wirkung.

Vorsicht

Bei längerer oder starker Depression müssen Sie den professionellen Rat eines Arztes einholen.

VORGEHENSWEISE

Die für die Aufnahme von Luft-Ki zuständigen Lungen sind für unsere physische und auch geistige Lebenskraft ein äußerst wichtiges Organ. Von einer Shiatsu-Behandlung profitieren Sie bei Müdigkeit, Lethargie und ähnlichen Symptomen am meisten zu der Tageszeit mit der stärksten Lungenenergie, dem frühen Morgen. Genießen Sie das energiereiche Morgenlicht und gehen Sie als Ausgleich früher ins Bett.

Erleichterung bei Depressionen

Bearbeiten Sie den gesamten Lungenmeridian und ganz besonders LU 7.

Energiesteigerung

Kurbeln Sie Ihre Energie durch Druck auf CV 17 und LU 1 an. Eine Behandlung dieser Punkte verbessert die Atmung und stärkt das Lungen-Ki.

Bekämpfen von Müdigkeit

Drücken Sie mit dem Finger oder mit der Handfläche auf CV 6, um die Yang-Energie im ganzen Körper zu vergrößern.

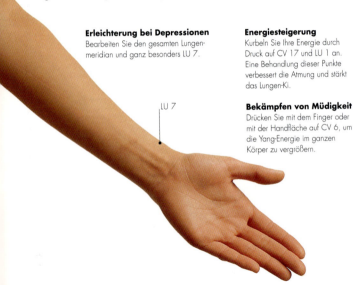

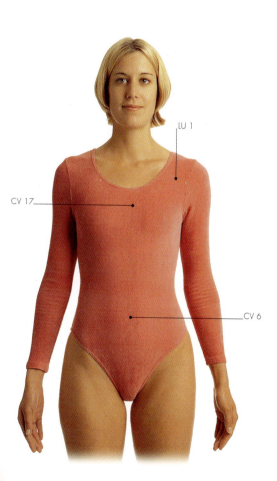

Rückenprobleme

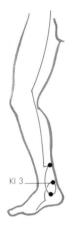

Schwache Nierenenergie
Rückenprobleme sind oft die Folge von schwacher Nierenenergie. Arbeit an KI 3 kurbelt sie an.

Rückenschmerzen sind eine weit verbreitete Krankheit. Zu den physiologischen Ursachen gehören eine schlechte Haltung, Überanstrengung und degenerative Bedingungen wie Osteoarthritis. Die Schulmedizin kann oft nur vorübergehend helfen, während zusätzliche Therapien wie Shiatsu dauerhafte Besserung ermöglichen. Holen Sie vor dem Beginn der Shiatsu-Behandlung die Diagnose eines Arztes ein und suchen Sie sofort einen Arzt auf, wenn Schmerzen mit Taubheit oder Schwäche der Gliedmaßen auftreten oder wenn Sie die Kontrolle über Ihre Blase verlieren.

Chronische Schmerzen

Im Shiatsu geht man davon aus, dass chronische Rückenschmerzen – besonders in der Lendengegend – an einem Ki-Mangel im Nierenmeridian liegen. Dieser ist auf physische Strapazen, auf eine lange Periode oder auf erblich bedingte Schwäche zurückzuführen. Manchmal sind auch die Bandscheiben die Ursache.

Shiatsu auf dem Blasenmeridian hilft bei einer verkrampften Rückenmuskulatur – eine häufige Ursache der Schmerzen. Behandeln Sie das Gouverneursgefäß, um den Energiemangel im Nierenmeridian zu beheben, und lassen Sie mit sanftem Druck die Tsubos in den Zwischenräumen der Wirbel bearbeiten. Machen Sie außerdem die Makko-Ho-Übungen für die Nieren und die Blase, am besten am späten Nachmittag oder frühen Abend, wenn die Nierenenergien am stärksten sind.

Akute Schmerzanfälle

Bei akuten Schmerzattacken darf der Rücken nie direkt behandelt werden. Bearbeiten Sie die Blasen-Tsubos auf den Füßen und Fußgelenken. BL 60 und BL 62 stärken den Rücken am besten. KI 3 regt das Nieren-Ki an und lindert Rückenschmerzen. BI 40 stärkt den Rücken und die Yang-Energie in den Nieren. SI 3 entspannt die Hals- und Rückenmuskulatur und beruhigt nach einem Schock. Diesen Tsubo in der Hand kann man gut selbst bearbeiten.

Ischias

Ischias-Schmerzen müssen immer erst vom Arzt untersucht werden. Eine Shiatsu-Behandlung des Gallenblasenmeridians von GB 30 außen am Bein hinunter bis zu GB 40 hilft, die Schmerzen zu lindern.

VORGEHENSWEISE

Bei akuten, neu auftretenden Rückenschmerzen ist erst einmal Ruhe wichtig, damit die Muskeln Zeit zur Entspannung haben und damit sich das verbrauchte Ki wieder auffüllen kann – ein sehr wichtiger Aspekt für die Besserung. Währenddessen kann ein Helfer die Tsubos behandeln, die nicht auf dem Rücken liegen. Erst wenn die Schmerzen nachlassen, kann eine Behandlung des Rückens selbst stattfinden. Überprüfen Sie Ihre Lebensweise, damit das Problem nicht wieder auftritt.

Schmerzen im unteren Rückenbereich

Üben Sie Druck auf GV 26 aus. Dieser belebende Punkt liegt auf der Innenseite zwischen Oberlippe und Nase. Man kann ihn von außen mit dem Finger bearbeiten. Am besten lehnen Sie sich gegen Ihren Finger und lassen den Druck aus dem Gewicht des Kopfes kommen.

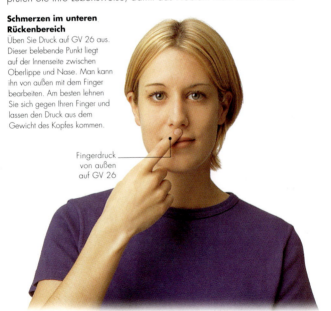

Fingerdruck von außen auf GV 26

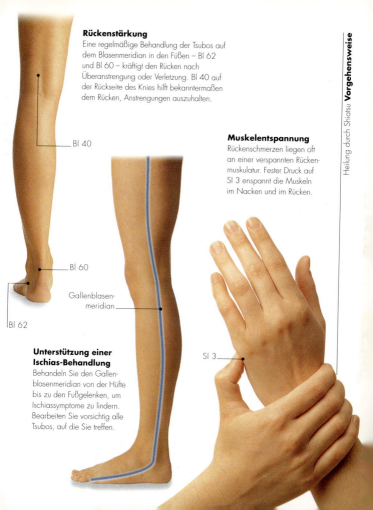

Rückenstärkung

Eine regelmäßige Behandlung der Tsubos auf dem Blasenmeridian in den Füßen – Bl 62 und Bl 60 – kräftigt den Rücken nach Überanstrengung oder Verletzung. Bl 40 auf der Rückseite des Knies hilft bekanntermaßen dem Rücken, Anstrengungen auszuhalten.

Bl 40

Muskelentspannung

Rückenschmerzen liegen oft an einer verspannten Rückenmuskulatur. Fester Druck auf SI 3 entspannt die Muskeln im Nacken und im Rücken.

Bl 60

Gallenblasenmeridian

Bl 62

SI 3

Unterstützung einer Ischias-Behandlung

Behandeln Sie den Gallenblasenmeridian von der Hüfte bis zu den Fußgelenken, um Ischiassymptome zu lindern. Bearbeiten Sie vorsichtig alle Tsubos, auf die Sie treffen.

Heilung durch Shiatsu **Vorgehensweise**

Augen und Ohren

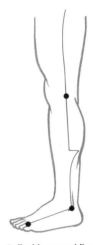

Gallenblasenmeridian
Dies ist der Yang-Meridian des Elements Holz. Er hat Einfluss auf Augen und Ohren.

Das Hören und Sehen sind unsere Hauptvermittler von Informationen aus der Außenwelt. Wenn wir wach sind, setzen unsere Augen einen ständigen Strom von Reizen um und sortieren sie. Wenn sie nicht richtig funktionieren, sind sie eine Quelle peinigender Schmerzen und großen Unbehagens, denn es ist äußerst unanbenehm, wenn diese Verbindung zu der Welt um uns herum unterbrochen ist. Bei Schmerzen oder einer Verschlechterung der Seh- und Hörfähigkeit suchen Sie einen Arzt auf. Shiatsu-Behandlungen können die von ihm verschriebenen Behandlungen unterstützend begleiten.

Bei Augen- und Ohrenproblemen hilft eine lokale Behandlung der Tsubos auf Kopf und Gesicht. Blockaden in den benachbarten Meridianen werden aufgehoben. Die frei fließenden Energien stellen die normalen Funktionen wieder her. Arbeiten Sie mit den Fingern um die betroffenen Zonen herum.

Augen

Augen und Sehfähigkeit gehören zum Element Holz und demzufolge zu Leber- und Gallenblasenmeridian. Zu den für Augen besonders hilfreichen Tsubos gehören BI 1 („Helles Licht"), BI 2 („Pfeiler"), TH 23 („Seidenes Bambusloch"), GB 1 („Knochen der Umlaufbahn") und ST 2. Zur allgemeinen

Stärkung der Augen und der Sicht bearbeiten Sie den Gallenblasenmeridian im Unterschenkel. Müden Augen, die schlecht fokussieren können, hilft LV 3 im Fuß. Auch GB 20 („Teich des Windes") unterstützt eine klare Sicht. Druck auf LI 4 wirkt bei durch Heuschnupfen und andere Allergien verursachten Augenentzündungen. Für die Alterung sind die Nieren zuständig. Bei altersbedingter Sehschwäche sollte KI 3 regelmäßig behandelt werden.

Ohren

Die Ohren und das Hören sind mit dem Element Wasser und seinen Organen Nieren und Blase verbunden. Gehörverlust und Ohrensausen sind Folgen einer Nieren-Disharmonie. Eine regelmäßige Behandlung der Nierenmeridiane kann helfen. Ohrenschmerzen werden meist durch äußere Einflüsse wie Wind verursacht. Dann sollten die Tsubos im Ohr bearbeitet werden. Dazu gehören TH 17 („Schutzschirm gegen Wind"), SI 19 („Palast des Hörens") und TH 3 „Mittlere kleine Insel").

VORGEHENSWEISE

Vor und nach einer Shiatsu-Behandlung der Augenpartie sollten beide Augen gleichzeitig mit den Handflächen bedeckt werden, um die Augenmuskulatur zu beruhigen. Das macht die Augen empfänglicher für das nachfolgende Shiatsu. Die lokale Behandlung von Augen und Ohren sollte – so lange die Symptome bestehen – etwa stündlich wiederholt werden, die der weiter entfernten stärkenden Punkte ein- bis zweimal am Tag.

Probleme der Augen

Für eine klare Sicht behandeln Sie GB 20 an der Schädelbasis zwischen den hinteren Halsmuskelsträngen zu beiden Seiten des mittleren Strangs.

Handflächentechnik

Mit den Handflächen besänftigen und entspannen Sie die Augen. Sie können das selbst tun oder sich von einem Partner helfen lassen. Der Mittelpunkt der Handflächen sollten einige Momente lang direkt über den Augen liegen.

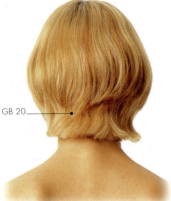

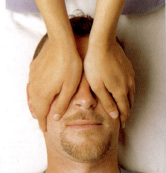

Lokale Augenbehandlung
Behandeln Sie insbesondere die hier gezeigten Punkte mit sanftem positivem Druck.

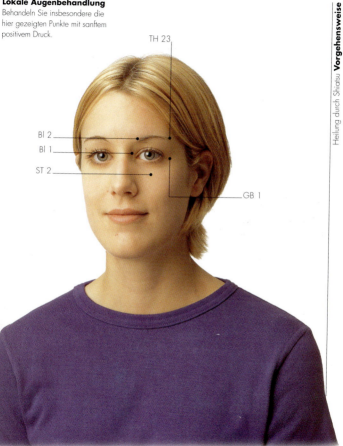

GLOSSAR

Im Glossar finden Sie Fachausdrücke, auf die Sie in diesem oder auch anderen Büchern zu Shiatsu stoßen können. Wenn Sie hier nicht die gewünschte Information finden, versuchen Sie es bitte über das allgemeine Register ab S. 220.

Akupressur Manipulation des Energieflusses im Körper durch Druck auf bestimmte Punkte auf den Meridianen (siehe auch dort).

Anma Die klassische japanische Massage, aus der Shiatsu zum Teil entstanden ist.

Ashi-Punkte Punkte außerhalb der Meridiane, die besonders empfindlich auf Berührung oder Druck reagieren, weil entweder Muskeln verspannt oder Energieflüsse unterbrochen sind.

Cun Traditionelle Maßeinheit zur Auffindung bestimmter Punkte auf den Meridianen. Ein Cun ist etwa eine Daumenbreite der betroffenen Person.

Do-In Übungsfolge zur Verbesserung des Ki-Flusses.

Feuchtigkeit Ein äußerer, klimatisch bedingter Zustand), der sich besonders auf Magen und Milz auswirkt und zu Schwere, Taubheit und Schwellungen vor allem des unteren Körpers führt. Feuchtigkeit kann auch eine Überproduktion von Schleim auslösen.

Feuer Ein äußerer, klimatisch bedingter Zustand (siehe Feuchtigkeit), auch Hitze genannt. Feuer wirkt sich vor allem auf Herz, Herzbeutel, Dünndarm und dreifachen Erwärmer aus und kann auch Fieber, Gesichtsrötung, Schwitzen, Durst, Unruhe und Reizbarkeit verursachen.

Futon Klassische japanische Matratze aus Bauwollwatteschichten. Ein Futon bietet eine feste, bequeme und für Shiatsu ideale Unterlage.

Hara Das japanische Wort für „Bauch". Im Shiatsu spielt das Hara als Schwerpunkt und als Energiezentrum des Körpers eine wichtige Rolle.

Hitze siehe Feuer.

Kälte Ein äußerer, klimatisch bedingter Zustand (siehe Feuchtigkeit), der sich in der Traditionellen Chinesischen Medizin nachteilig auf die Organe auswirkt, besonders auf Blase und Nieren. Kälte kann Fieber, Frösteln, Muskelverkrampfungen und/oder Gelenkschmerzen verursachen.

Ki Das japanische Wort für „Qi" oder „Chi". Es bezeichnet die Lebensenergie des Universums, die durch unseren Körper fließt. Shiatsu will durch Harmonisieren dieses Energieflusses das Wohlbefinden steigern.

Kreuzbeinregion Die große flache Knochenregion am unteren Steißbein.

Lumbal Begriff, für alles was die Lenden betrifft, meist „Kreuz" genannt. Lumbal bezieht sich auf die Region, in der Rückenschmerzen meistens empfunden werden. In der Anatomie bezeichnet man so die letzten fünf Wirbel vor dem Kreuzbein.

Meridian Begriff für die Kanäle im Körper, durch welche die Lebensenergie – das Ki – fließt.

Tanden Auch „Meer des Ki" genannt, Zentrum des Hara (siehe dort), liegt etwa drei Fingerbreit unter dem Nabel.

Thorax In der Anatomie der Brustkorb, beim Shiatsu Brust und oberer Rückenbereich. Die zwölf Wirbel dieses Bereichs sind mit den Rippen verbunden.

Trockenheit Ein äußerer, klimatisch bedingter Zustand (siehe Feuchtigkeit), der sich vor allem auf Dickdarm und Lungen auswirkt und zu Trockenheit im Mund, im Hals und in der Haut sowie zu Verstopfung führt. Er kann auch trockenen Husten auslösen.

Tsubo Japanischer Begriff für Punkte des Körpers, in denen sich Energie sammelt und bei denen man mit Druck den Fluss dieser Energie beeinflussen kann. Viele Tsubos liegen auf den klassischen Energiekanälen (Meridiane), die bei der Akupunktur benutzt werden. Es gibt jedoch auch noch Tsubos an anderen Stellen.

Wind Ein äußerer, klimatisch bedingter Zustand (siehe Feuchtigkeit), der sich vor allem auf Gallenblase und Leber auswirkt, aber auch weiterreichende Konsequenzen haben kann. Wind kann auch plötzliche, heftige Symptome auslösen, z. B. Kopfschmerzen, Schwindelanfälle, laufende Nase, Niesen, Muskelverkrampfungen und eine Abneigung gegen Wind.

Yin-Yang Das Prinzip von Yin und Yang ist die Grundlage der japanischen und chinesischen Wissenschaft und Philosophie, nach dem alles aus einer harmonischen Vereinigung gegensätzlicher, aber sich ergänzender Aspekte besteht. Vor allem die chinesische Medizin will das Zusammenspiel von Yin und Yang im Körper harmonisieren.

Zen Eine Form des Buddhismus, der vor allem in Japan seit dem 13. Jhd. eine entscheidende Rolle spielt. Zen-Shiatsu wurde von Shizuto Masunaga entwickelt. Es ist eine Massageform, die auf den Vorstellungen der Traditionellen Chinesischen Medizin und dem spirituellen Ansatz des Zen-Buddhismus aufbaut.

WEITERE TITEL IN DIESER REIHE:
NUR € 3.99

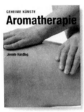

Aromatherapie
Jennie Harding
ISBN 3-8228-2483-6

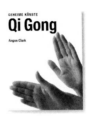

Qi Gong
Angus Clark
ISBN 3-8228-2495-X

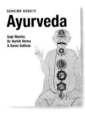

Ayurveda
Gopi Warrier, Dr. Harish Verma & Karen Sullivan
ISBN 3-8228-2489-5

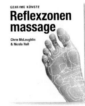

Reflexzonenmassage
Chris McLaughlin & Nicola Hall
ISBN 3-8228-2486-0

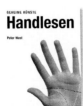

Handlesen
Peter West
ISBN 3-8228-2501-8

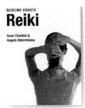

Reiki
Anne Charlish & Angela Robertshaw
ISBN 3-8228-2498-4

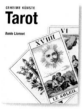

Tarot
Annie Lionnet
ISBN 3-8228-2480-1

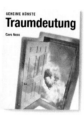

Traumdeutung
Caro Ness
ISBN 3-8228-2477-1

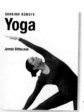

Yoga
Jennie Bittleston
ISBN 3-8228-2504-2

REGISTER

a

Achtsamkeit 37
Akupressur 9, 216
Akupunktur 8, 26
Angst 200–203
Anma 8, 216
Arme 80–83
   Behandlungen 126 f., 142 f., 148–151
Ashi-Punkte 216
Atmen, bewusstes 39
Atmung 12, 32, 36, 38 f., 41, 176–179
Aufmerksamkeit 36 f.
Augen 212–215
Ausführlichkeit 7
Ayurveda 12

b

Bauchlage 100–103
Behandlung, ärztliche 6
Beine 116–123, 132–135, 156–159
Beleuchtung 64
Berührung 32
Blase 48–51
   Behandlungen 104 f., 108
   Heilung 189, 192, 208–211, 213
Blockaden 10, 12 f.
Blut 12
Bluthochdruck 6
Blutkreislauf 32

Buch der Veränderung 16
Buddhismus 217

c

China 8
Cun 216

d

Daumen 88–91, 109, 112–115
Depression 205
Des Gelben Kaisers Lehrbuch der inneren Medizin 8
Dickdarm 41, 105
   Behandlung 108, 124 f.
   Heilung 184–187, 201
Disharmonie 17, 30 f., 41
Do-In 57 ff., 129, 216
Drachenmaul 81, 83, 153
Dreifacher Erwärmer 52–55
   Behandlung 105, 140, 144, 146, 164
Druckpunkte 26
Duftöle 64
Dünndarm 48–51, 105, 108 f., 164
Durchfall 184–187

e

Einfühlungsvermögen 37
Elemente 9, 12, 20–23

Ellbogen 92–95
Empfängnisgefäß 14 f., 128
Empfindsamkeit 37
Energie 12–15, 16–19, 24 f.
Entspannung 36, 76
Entsprechungen 20, 22 f.
Epilepsie 6
Erbgut 12
Erde 20–23, 132, 180, 200
Erschöpfung 205
Erwärmer, dreifacher 52–55

f

Feuchtigkeit 216
Feuer 20, 22 f., 216
Finger 88–91
Flexibilität 40
Forschungsarbeit 32
Fünf Elemente 9, 12, 20–23
Füße 56–59
   Behandlungen 136–139
   Heilung 205
   Techniken 92–95
Fußknöchel 117
Futon 65, 216

g

Gallenblase 52–55
   Behandlungen 105,

141, 144, 146, 152, 156, 164
Heilung 180, 188 f., 201, 212 f.
Ganzheitlichkeit 9
Gelenke 40, 188–191
Geschlechtsorgane 196–199
Gesicht 128–131
Gesundheit 60 f.
Glossar 217
Gouverneursgefäß 14 f., 104, 128 f., 208

h

Hals und Nacken 128–131, 160, 168–171
Hände 56–59
Behandlungen 148–151
Heilung 205
Techniken 80–92
Handflächentechnik 80
Hara 68–71, 78 f., 84, 101, 121, 216
Herz 48–51
Behandlungen 104, 125
Heilung 197, 200
Herzbeutel (Perikard) 52–55
Behandlungen 82, 104, 125, 141

Heilung 196
Hintergrundwissen 6
Hitze 216
Hocke 73
Holz 20, 22 f., 132, 156, 180, 188, 201, 212
Hüften 132–135

i

I Ging 16
Indien 12
Instinkt 32
Ischias 209, 211

j

Japan 8
Jitsu 28–31, 84 f.

k

Kälte 216
Ki 10, 12, 14, 16, 20, 24 f., 40, 41, 216
Kleidung 41, 62 f.
Knie 72–75, 77, 92–95
Kommunikation 36
nonverbale 36
verbale 36
Kontakt, minimaler 96 f.
Kopf 128–131, 144–147
Korn-Ki 12
Kreuzbein 217
Kyo 28–31, 84 f.

l

Laogong 82
Lebensenergie 12, 16
Lebenskraft 12 f.
Leber 52–55
Behandlung 105, 133, 136, 152, 156
Heilung 188 f., 201, 212
Luft-Ki 12
lumbal 216
Lunge 41, 104
Behandlung 124 f.
Heilung 176–179, 204 f.

m

Magen 44–47
Behandlungen 105, 120, 132
Heilung 180–183, 200
Magenverstimmung 180–183
Makko-Ho 24 f., 40–43, 204
Massage 8
Masunaga, S. 8, 40
Meditation 36, 38 f.
Menopause 197
Menstruation 196 f.
Meridiane 8 ff., 14, 17, 20, 24, 26, 40, 217
Metall 21, 22 f., 184

REGISTER

Milz 44–47
  Behandlungen 105, 108, 120, 132 f., 157
  Heilung 180–183, 200
Mobiliar 64
Müdigkeit 204–207
Muskelverspannung 27, 33

n
Nachwirkung 173
Nacken 128–131, 160, 168–171
Nahrung 12, 18 f., 60 f., 132, 180, 184
Nahrungs-Ki 12
Namikoshi, T. 8
Nervensystem, vegetatives 32 f.
Nieren 48–51
  Behandlung 105, 116, 156 f.
  Heilung 189, 192, 197, 208 f., 213
Nonverbal 36

o
Oberschenkel 116 f.
Ohren 212–215
Organe 13, 19

p
Parasympathikus 32 f.
Perikard, siehe Herzbeutel
Physik, subatomare 12

Positionen, sitzende 160–171
Prana 12

q
Qi 10, 12
Qi Gong 40

r
Rücken 102–115
  Behandlungen 161, 164–171
  Heilung 208–211
Rückenlage 124–127

s
Schlaflosigkeit 200–203
Schmerzschranken-Theorie 33
Schulmedizin 12, 32 f.
Schultern 108–112
  Behandlungen 126 f., 142 f., 161, 164–167, 169
Schwäche 204–207
Schwangerschaft 6
Sedieren 30
Seitendehnungen 152–155
Seitenlage 140–143
Seiza 72 f., 75, 101, 124, 138
Selbsthilfe 7
Serizawa, K. 8
Shiatsu Ho 8

Stellungen 72–75, 77
Stimulanzien 61

t
Tai Chi Chuan 40
Tanden 68 f., 217
Technik 82
Tempuku, T. 8
Thorax 217
Tonisieren 30
Toxine 13
Traditionelle Chinesische Medizin (TCM) 9 f., 12 f., 16, 96, 108, 192
Trennungstechnik 172 f.
Trockenheit 216
Tsubos 25–28, 30
  Behandlung 104 f., 108, 110, 112, 117, 128 f., 133, 137, 145, 149

u
Übelkeit 180–183
Ungleichgewicht 17
Unterseite 76 f., 121
Unterstützung 84–87
Ursprung 8 f.
Ursprungs-Ki 12

v
Vegetativ 32 f.
Verbal 36
Verdauung 17, 180–183

Verletzungen 188
Verstopfung 184–187
Verteilung 31
Vorbereitung 36–43
 geistige 36–39
Vorbeugung 10
Vorsichtsmaßnahmen 34, 101

w

Wasser 21, 22 f., 116, 189, 192, 213
Wasserlassen 192–195
Wiederherstellung 28–39
Wind 217
Wirbelsäule 33, 77
 Behandlungen 102 f., 106 f., 113, 168 f.

y

Yin-Yang 9, 12, 16–19, 20, 84, 217
Yoga 40
Yu-Punkte 104, 113, 192

z

Zen 217
Zen-Shiatsu 8 f.
Zweihandtechnik 29
Zwerchfell 105

DANKSAGUNG

Der Herausgeber bedankt sich bei Deborah Fielding für das Lesen und Kommentieren des Textes
und bei Martha's Barn in Brighton für die Leihgabe der Shiatsu-Matten.
Cathy Meeus bedankt sich bei Paul Lundberg für seine Unterstützung.

BILDNACHWEIS

Wenngleich auch alles versucht wurde, um die Inhaber von Urheberrechten ausfindig
zu machen, so bitten wir doch um Nachsicht, falls wir etwas übersehen haben sollten.
Gern nehmen wir in zukünftigen Auflagen
die notwendigen Änderungen auf.

Images Colour Library / AGE Fotostock 18o;
Tony Stone Images 13 / Michael Busselle 18u / Bruce Fier 38o / Hans Strand 14o.

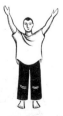